U0221427

掌中宝系列

按摩健体祛病
掌中查

臧俊岐 主编

湖南科学技术出版社

图书在版编目（CIP）数据

按摩健体祛病掌中查/臧俊岐主编.--长沙:湖南科学技术出版社,2017.9

（掌中宝系列）

ISBN 978-7-5357-9240-2

Ⅰ.①按… Ⅱ.①臧… Ⅲ.①按摩疗法（中医） Ⅳ.①R244.1

中国版本图书馆CIP数据核字(2017)第076379号

ANMO JIANTI QUBING ZHANGZHONGCHA

按摩健体祛病掌中查

主　　编	臧俊岐	
责任编辑	何　苗　王跃军	
文案统筹	深圳市金版文化发展股份有限公司	
摄影摄像	深圳市金版文化发展股份有限公司	
出版发行	湖南科学技术出版社	
社　　址	长沙市湘雅路276号	
	http://www.hnstp.com	

湖南科学技术出版社天猫旗舰店网址：

　　　　　http://hnkjcbs.tmall.com

印　　刷	深圳市雅佳图印刷有限公司	
	（印装质量问题请直接与本厂联系）	
厂　　址	深圳市龙岗区坂田大发路29号C栋1楼	
版　　次	2017年9月第1版第1次	
开　　本	890mm×1240mm　1/64	
印　　张	4.5	
书　　号	ISBN 978-7-5357-9240-2	
定　　价	24.80元	

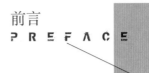

前言
PREFACE

　　晨起梳梳头能起到按摩头部的作用；劳作一天后捶捶腰可以缓解腰酸背痛；经常踩踩凹凸不平的鹅卵石路可以按摩足底；做做学校广播中的眼保健操能保护视力……不难发现，按摩已经融入人们的日常生活中，它不仅是一种生活习惯、保健方法，还是一种防病治病的方式。

　　其实，人体就是一个大药库，按摩是从源头上出发，修补和激发身体自身的防御系统和自愈系统，使身体恢复平衡，从而达到防病治病的效果。

　　血压升高，按摩曲池、太阳、太冲等穴位可以降压；每月痛经，与其吃止痛药缓解，还不如按摩三阴交、八髎、归来等穴位调经止痛；落枕、颈椎疼痛等病症，按摩肩井、风池、后溪等穴位有立竿见影的效果……

　　本书是一本开启身体自愈力的按摩工具书，它告诉我们身体就是自己的福田，经络穴位就是随意可取的大药，教会我们认识身体的良药田和福穴，护肤养颜、缓解躯体病痛及四肢疾病。

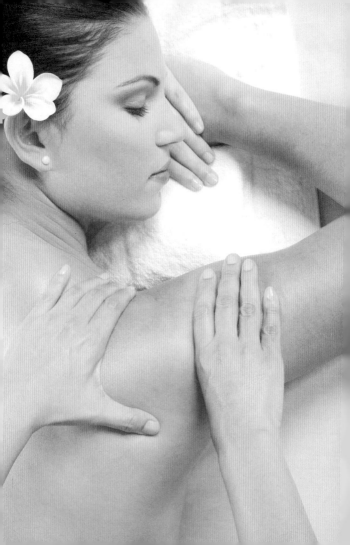

目录
CONTENTS

PART 2

经穴图解一点通 / 021

PART 3

"面子工程"不容忽视，健康从头开始 / 037

小手法，大"门面"，轻松拿下头面部问题 / 062

PART 4

护好"生命支柱"，养好躯干健康之树 / 093

PART 5
四肢健，握住健康钥匙 / 219

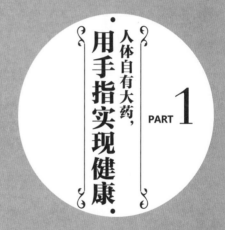

PART 1

人体自有大药，
用手指实现健康

古人有"万物相生相克"的说法，
这个结论对人类也适用。我们的身体就是一个大药房，
经络、穴位就是我们的身体大药，
揉揉按按即能启动我们身体的自愈能力，治疗疾病。
本章介绍了经络穴位按摩的基本知识，穴位的定位技巧、
按摩的作用、宜忌及手法，教你学会开启身体的药房，
用按摩来守护自身的健康。

经络，气血的通道

中医是中国传统文化中的精髓，源远流长。它那博大精深的文化底蕴和奥妙无穷的医学内涵至今都是很多人探索的对象。而在传统医学中数经络学说历史最为悠久。有医学者道："学中医不懂经络，等于一个睁眼瞎。"所以说经络的重要性不言而喻。

⊙ 认识人体的经络

经络是人体内气血运行的通道，包括经脉和络脉。"经"，有路径的意思，为直行的主干，以上下纵行为主，是经络的主体部分；"络"，有网络的意思，为经脉中分出的侧行分支，为经络的辅助部分。经脉和络脉相互联系、彼此相接从而构成了人体的经络系统。在人体中，经脉和络脉之间是相互联系的，而不是孤立的，同时它们与人体的脏器联系紧密。经络沟通表里，联络人体各部的组

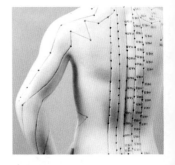

织器官，使之保持相对的协调和统一。

从古至今，经络一直是人类养生的首选。由于经络是与人体脏腑相关联的，当经络受到外来侵扰时，就会通过它的传导作用，传导至脏腑，从而使脏腑功能失调，出现生病的状况。疾病产生的根本原因均与人体经络失控有关，所以人体的多数疾病可以称为"经络病"；而通过刺激经络，使之发挥潜能，通过它的调控和修复，人体恢复健康状态，称之为"经络治"。

经络不仅可以治"已病"，而且还能治"未病"，也就是疾病在未成形之时，通过刺激经络能达到"防患于未然"的效果。此种作用，称之为"经络防"。

⊙ 经络对人体的作用

经络对人体的作用，概括起来有以下几点：

①沟通表里上下，联系脏腑器官。人体中的经络系统是一个纵横交错、沟通内外、联系上下的有机整体，它沟通人体的脏与脏、脏与腑、脏腑与五官之间的联系，从而使人体成为一个有机的整体。除此之外，人体各组织器官之所以能保持一种相对的平衡，完成正常的

生理活动，也是依靠经络系统的联络沟通来完成的。

②**通行全身气血，濡养脏腑组织**。经络还是人体气血运行的通道，气血只有通过经络系统才能被输送到人体周身。气血是人体生命活动的物质基础，其作用是濡润全身脏腑组织器官，使人体完成正常的生理功能。经络的作用是运行气血，它可以使营卫之气密布周身，尤其是随着散布于全身的络脉，密布于皮部。卫气是一种具有保卫机体功能的物质，它能够抵御外邪的入侵。外邪侵犯往往从外部开始，由表及里。

③**感应传导作用**。例如，患者在针灸时，出现酸、胀、麻、痛等感觉称为"得气"。针刺感觉沿着经络循行部位而传导、放射，称为"行气"。得气和行气现象，就是经络感应和传导作用的具体表现。

④**调节功能平衡**。当人体发生疾病时，便会出现气血不和及阴阳偏盛偏衰的病理状态。用针灸、推拿、气功等治疗方法，在相关穴位上施以一定的刺激，即可激发和增强经络的自动调节和控制功能，纠正气血阴阳的失调状态。

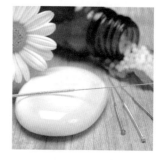

人体百药齐全，
每处穴位都是一剂良药

古代没有医生、医院，更没有先进的设备和灵丹妙药，那么当我们的祖先身体出现不舒服的时候，他们会怎么办呢？虽然那时谈不上什么医疗条件，但是我们的祖先通过实践发现，在病痛的局部按按揉揉，或者用小石头刺刺，小木棍扎扎，能减轻或者消除病痛。这就是经络穴位的神奇之处。其实这种"以痛为腧"的取穴方式，它就是按摩腧穴的原型。

⊙ 认识人体的穴位

穴位，学名腧穴。在远古时代，通过实践活动，古代人对腧穴有了进一步的认识，懂得并掌握了按压哪个位置能起到什么样的治疗作用。公元前1世纪，有名称的穴位大概就有160个。从那之后，古代的医学家们对穴位治病功能的认识开始不断地积累。他们发现这些穴位并不是孤立的，这些穴位位于"经络"这一能量的通路上，通过经络与脏腑相通。到了清代，命名的穴位共有361个，包括52个单穴，309个双穴。这361个穴位位于十二经脉和任、督二脉之上，有固定的名称和固定的位置。这也是我们现代人常说的"经穴"，又称"十四经穴"。

在这361个经穴当中，有108个是要害穴。在一般情况下，要害穴中有72个穴可以采用点、按、揉等手法进行按摩，不会伤及人体。其余36个穴是致命穴，就是我们俗称的"死穴"。严格地说，这36个致命穴，平常按摩也不会有任何不良影响。另外一些穴位，也都有自己的名称和固定的位置，但是却不属于十四经穴，它们属于另外一个系统，即"经外奇穴"，简称"奇穴"，比如四缝、定喘等。常用的奇穴有40个左右。除去上面所提到的，其实还有一类穴位，既没有固定的名称，也没有固定的位置，这就是"阿是穴"。"阿是穴"其实就是病痛局部的压痛点或者敏感点。由此可以看出，人们对于腧穴的认识是在不断地积累和发展。

⊙ 开发我们的身体穴位大药

中医学认为，人体的穴位主要有四大作用：首先它是经络之气输注于体表的部位；其次它是疾病反映于体表的部位，当人体生理功能失调时，穴位局部可能会有一些变化；再者我们可以借助这些变化来推断到底是身体的什么部位出现了问题，从而协助诊断；最后，当人体出现疾病时，这些穴位还是针灸、按摩等疗法的刺激部位。

人体有那么多的穴位，怎样才能将每个穴位的作用都记住呢？其实方法很简单，只要掌握住其中的规律就可以了。

（1）穴位在哪个部位，就可以治疗哪个部位的疾病。如膝关节附近的膝眼、梁丘、阳陵泉等穴位能治疗膝关节的疼痛。

（2）穴位在哪条经脉上，就可以治疗这条经脉经过部位的疾病。如手阳明大肠经的合谷穴不仅可以治疗手部局部的病症，还可以治疗大肠经经过的脖子和头面部的疾病，如牙痛等。

（3）有些特殊穴位的特殊作用，如大椎穴可以退热，至阴穴可以矫正胎位等。

穴位的治疗作用与用药治病还是不太一样的，每个穴位对于身体的调节作用都是双向良性的，对症开发利用这些穴位大药，可达到调整身体功能、平衡阴阳、防病祛病的目的。

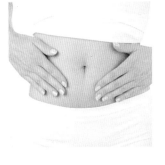

巧用双手寻穴位

在进行穴位按摩疗法之前，找准穴位很关键，也就是找对地方。下面介绍一些大众易懂易学、简单易行的寻找穴位的诀窍。

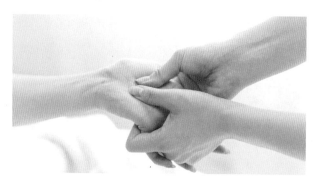

⊙ 手指同身寸度量法

手指同身寸度量取穴法，是指以患者本人的手指为标准尺度量取穴，是临床取穴定位常用的方法之一。这里所说的"寸"，与一般尺制度量单位的"寸"是有区别的，它是用被取穴者的手指作尺子测量。由于人有高矮胖瘦，不同的人用手指测量的一寸是不等长的。因此，测量穴位时要用被测量者的手指作为参照物，才能准确地找到穴位。

拇指同身寸：拇指指间关节的横向宽度为1寸。

中指同身寸：中指中节屈曲，内侧两端纹头之间为1寸。

横指同身寸：又称"一夫法"，指的是示指、中指、无名指、小指并拢，以中指近端指间关节横纹为准，四指横向宽度为3寸。

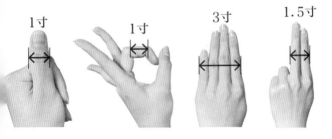

另外，示指和中指2指指腹横宽（又称"2横指"）为1.5寸。示指、中指和无名指3指指腹横宽（又称"3横指"）为2寸。

⊙ 简便定位法

简便定位法是临床中一种简便易行的腧穴定位方法。如两手虎口自然平直交叉，一手指压在另一手腕后高骨的上方，其示指尽端到达处取列缺穴；握拳屈指时中指尖处为劳宫穴；两耳尖连线的中点处为百会穴等。

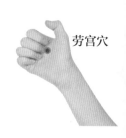

劳宫穴

⊙ 标志参照法

固定标志：常见判别穴位的标志有眉毛、乳头、指甲、趾甲、脚踝等。如：神阙位于腹部脐中央；膻中位于两乳头中间。

动作标志：需要做出相应的动作姿势才能显现标志，如张口取耳屏前凹陷处即为听宫穴。

⊙ 感知找穴法

身体感到不适，用手指压一压，捏一捏，摸一摸，如果有痛感、硬结、痒等感觉，或与周围皮肤有温度差，如发凉、发烫，或皮肤出现黑痣、斑点，那么这个地方就是所要找的穴位。

穴位按摩，
没有副作用的"良药"

穴位是人体脏腑经络之气注入体表的部位，也是邪气所客之处。按摩穴位可以增强人体免疫力，防病治病，穴位可谓是人体中免费的没有副作用的"良药"。

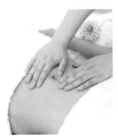

⊙ 平衡阴阳，调整脏腑

阴阳失调便会引发脏腑功能的紊乱，从而导致身体疾病的发生。《内经》曰："阴盛则阳病，阳盛则阴病。阳盛则热，阴盛则寒。"按摩能够调整身体脏腑的功能，使之达到阴阳平衡。实践证明，强而快的按摩手法能够引起神经和肌肉的兴奋；轻而缓的按摩手法则可以抑制神经、肌肉的功能活动。如果使用轻揉手法对头部进行推抹，能够抑制大脑皮质；如果使用较重的手法进行按揉，则可以兴奋大脑皮质。血糖过高的患者，通过按摩，可以令血糖值下降；血糖过低者，经过按摩后，血糖值能够得以升高。除此之外，按摩还可以调整血压、心率，调节胰岛素和肾上腺素的分泌，等等。

⊙ 疏通经络，调和气血

作为运行气血的通路，经络内属于脏腑，外络于肢节，它将人体的各个部分有机地联系在一起。当经络不通时，机体便会发生疾病，通过按摩，可以使经络疏通，气血流通，进而消除疾病。《医宗金鉴》曰："按其经络，以通郁闭之气，摩其壅聚，以散瘀结之肿，其患可愈。"

按摩还能延缓心肌退化，扩张冠状动脉，增加供血流量，促进血氧和营养物质的吸收，进而加强心脏功能，防治冠心病、脉管病、肌肉僵直以及手足麻木、痉挛和疼痛等。如果年过四十，能够每天坚持自我按摩的话，便可以降低血液中的尿酸水平，防止血小板聚集，从而预防脑血栓等疾病。

⊙ 扶正祛邪，增强体质

《素问·邪客篇》曰："补其不足，泻其有余，调其虚实，以通其道而去其邪。"自我按摩是患者通过自我刺激穴位，增强其扶正、祛邪的功能，从而促进自身的消化吸收和营养代谢，保持软组织的弹性，提高肺活量等。经常进行自我按摩能够使苍白、松弛、干燥的面部皮肤变得红润并富有弹性，令肥胖者的身体变得灵活，使瘦弱者体重增加、身体强健，使肺气肿患者的呼吸功能得以改善，提高机体的免疫能力，进而预防发病等。

⊙ 强壮筋骨，通利关节

骨伤疾患会直接影响到运动系统功能，自我按摩能够强健筋骨，令患者的正常功能得以恢复，令因肌肉等软组织痉挛、粘连而导致关节失利的患者解痉松粘、滑利关节。实践证明，在病变的关节部位进行按摩，可以促进关节滑液的代谢，增强关节囊和关节的韧性。中医学认为，肾主骨，为先天之本，小儿先天不足，便容易患上佝偻病；壮年肾气亏损，就会过早出现颈椎、腰椎骨质增生等疾病。经常对肾俞、关元等穴位进行按摩，能够补肾强骨，令全身筋骨强健、关节灵活。

⊙ 活血化瘀，消肿止痛，松解粘连

肢体软组织损伤之后，这个部位的毛细血管便会破裂出血，形成局部瘀血而且有肿胀疼痛的现象。外伤或者出血又可引起血管的痉挛。按摩能够加速局部供血、消散瘀血、松解粘连、消除痉挛、恢复关节功能。总之，按摩不仅能够强身健体、益寿延年，还可以防治许多疾病。

按摩宜忌

在按摩的实际操作过程中，为了确保安全顺利，达到良好的预期效果，防止出现意外以及其他不良反应，人们需要确认熟悉按摩的注意事项及禁忌证，掌握按摩的宜忌规则和安全实施法则，以免差之毫厘，谬以千里。

⊙ 按摩施术注意事项

首先，在大怒、大喜、大恐、大悲等情绪激动的情况下，不能按摩；过饥、过饱以及醉酒后均不宜按摩，餐后两小时按摩较为妥当；浴后休息一小时再行按摩。

其次，按摩前应充分了解病情症状，按摩时，精神和身体都要放松，呼吸自然。在操作过程中，应注意按摩力度，先轻后重、由浅入深、轻重适度，严禁使用蛮力，以免擦伤皮肤或损伤筋骨。力度以患者可以承受为宜。按摩过程中如果因为用力过猛或动作不当引起头晕、恶心、面色苍白甚至出冷汗、

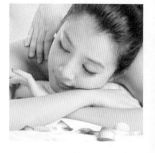

虚脱等不良症状，应立即停止按摩，让患者适当休息，并通过饮热茶、糖水等来缓解不适。

最后，在脱衣按摩的情况下，有些受术者可能睡着，应取毛巾盖好，以防着凉。

⊙ 按摩施术禁忌证

有皮肤病及皮肤破损处不能按摩，各种急性传染病患者不能按摩。

有感染性疾病患者，如骨髓炎、骨结核、化脓性关节炎、丹毒等，还有化脓性感染及结核性关节炎患者，都不能按摩，以免炎症扩散。

内外科危重患者，如严重高血压、心脏病、脑病、肾病患者不宜做按摩。

有血液病及出血倾向的患者，如恶性贫血、紫癜等患者按摩后易引起出血，不宜做按摩。

妇女月经期间或怀孕后腹部、腰部、髋部不宜做按摩。

体质虚弱、久病、年老体弱等经受不住按摩的人，应慎用按摩，以免造成昏迷或休克。

常规按摩手法，必备基础课

经络按摩手法从文字记载有110余种，流传至今，变化颇多。根据其在临床实际应用当中所属的流派的不同，共有三十几种会被经常用到。下面介绍的几种常用的按摩手法，可用于普通人日常的养生保健。

⊙ 按法

用指、掌或肘深按于体表一定部位或穴位进行按摩的一类手法，称为按法。按法又分指按法、掌根按法和肘按法，它是一种刺激性较强的手法。指按法适用于全身各部位穴位；掌根按法常用于腰背及下肢部位穴位；肘按法压力最大，多用于腰背、臀部和大腿部位穴位。

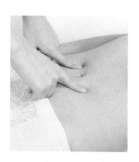

指按法

用手指着力于体表某一部位或穴位上，以腕关节悬曲做支点，手指主动向下按压之力达到所需要求后，然后缓慢撤力，如此反复操作，做一掀一压的动作。

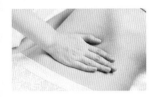

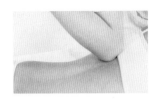

掌根按法

用掌根或全掌着力于体表某一部位或穴位上，逐渐用力下压。

肘按法

用手肘的力量着力于体表某一部位或穴位上，逐渐用力下压。

⊙ 揉法

用指、掌、肘部吸附于肌体表面某些部位或穴位，或在反射区上做柔和缓慢的回旋转动或摆动，并带动皮下组织一起揉动的一类按摩手法。揉法又分单指揉法、掌揉法和肘揉法。揉法有消积导滞、舒筋通络、缓解肌肉痉挛、强身健体等作用。

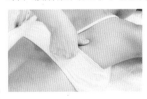

单指揉法

用拇指指腹吸附于肌体的某些部位或穴位上做回旋的揉动，适用于狭小部位。

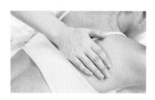

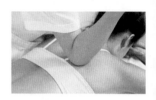

掌揉法

全掌紧贴于施术部位，前臂做主动摆动，带动手腕做回旋揉动，力度适中。

肘揉法

用肘尖着力于施术部位上，上臂做主动摆动，同时带动前臂做回旋揉动。

⊙ 掐法

用拇指指甲在一定的部位或穴位上掐压的一种按摩手法。掐压过程逐渐加大力度，以受术者能承受为度。

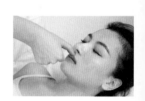

⊙ 捏法

用拇指、示指和中指相对用力，提捏身体某一部位皮肤肌肉的按摩手法。具有活血化瘀、舒筋活络、安神益智的作用。

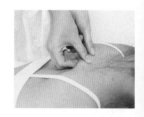

⊙ **点法**

用指端、肘尖或屈曲的指关节突起部分着力，点压在一定部位的按摩手法称点法，又称点穴。点穴时也可瞬间用力点按人体的穴位，具有开通闭塞、活血止痛、解除痉挛、调整脏腑功能的作用，适用于全身各部位及穴位的按摩。

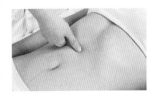

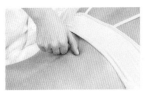

拇指指端点法

手握空拳，将拇指伸直，指腹紧靠于示指中节，用拇指端着力于施术部位，进行持续点压。

屈拇指点法

拇指弯曲，用拇指指间关节桡侧点压一定部位。操作时可用拇指端抵在示指中节外缘以助力。

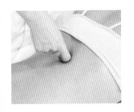

屈示指点法

示指弯曲，其他手指相握；用示指第一指间关节突起处着力于施术部位，前臂与示指主动施力进行持续点压。

⊙ 推法

　　用指、掌、肘后鹰嘴突起的部位着力于一定穴位或部位，缓缓地进行单方向的直线推动的一种手法。推法是临床常用的手法之一，它具有理顺经脉、舒筋活络、行气活血、消肿止痛、增强肌肉兴奋性、促进血液循环等作用，适用于全身的各个部位。

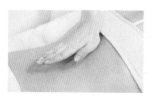

掌推法

以全掌为着力点，多用于肩背与腰骶部。在操作过程中，动作应平缓有力，可双手交替进行。

分推法

以两手拇指指腹自一点同时分别向左右直推，多用于头面、胸腹、腰背部等。

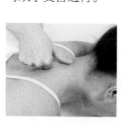

拇指推法

以拇指指腹为着力部，常用于头面、胸腹、腰背与四肢等部。操作过程中可逐渐加大力度，以患者能承受为度。

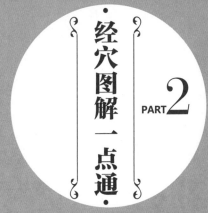

PART 2

经穴图解一点通

中国传统医学发展中，
经穴理论有着几千年的悠久历史，
对人体健康有着重要作用。
中国的传统医学理论在人体经穴的仙药田上
撒下了健康的种子，等待着人们
去认识，去挖掘，去收获健康。
本章将带你认识经络穴位的分布规律及主治疾病，
为开发这块药田打下基础。

手太阴肺经

《黄帝内经》中说，手太阴肺经在寅时循行，即凌晨3时至清晨5时，此时是日夜交替之时。一般肺有病变的人经常会在肺经运行时段醒来，这是肺气不足、气血亏虚的表现。平常可以用手掌拍打该经循行部位，力度稍轻，每次轻轻拍打1～3分钟即可。尽量不要选择在寅时拍打肺经，以免影响睡眠质量。

【主治疾病】鼻塞、怕风、气短、皮肤干燥、流鼻涕、咽喉肿痛，肺经所过部位的其他病症。

手厥阴心包经

《黄帝内经》中说，手厥阴心包经在戌时循行，即晚上7时至晚上9时，此时心包经最旺，是保养心包经的最好时段。这个时段晚餐切忌油腻，否则易产生亢热而导致胸中产生烦闷、恶心症状。采用按摩、刮痧、艾灸等方法对心包经循行路线进行刺激，有助于强化心脏功能，养心安神，使人心情愉悦，释放压力。

【主治疾病】胸闷、痰多、气喘、胸痛、腋下肿痛、胸胁胀满及其经脉循行所过之处的不适。

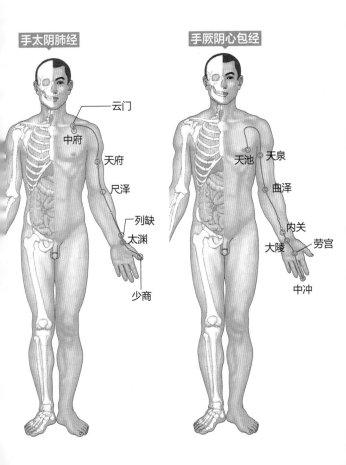

手太阴肺经

云门
中府
天府
尺泽
列缺
太渊
少商

手厥阴心包经

天池　天泉
曲泽
内关
大陵　劳宫
中冲

手少阴心经

《黄帝内经》中说，手少阴心经在午时循行，即上午11点至中午1点，此时心经最旺，不宜做剧烈运动，这个时段小睡片刻就是对心经最好的保养，可以让人体下午处于一个良好的状态。通过按摩、刮痧、艾灸等方法对心经循行路线进行刺激，有助于强化心功能，养心安神，使人可以一整天处于精神焕发的状态。

【主治疾病】心痛、心悸、咽干、胸胁痛、盗汗、失眠、目黄以及本经脉循行部位的其他病症。

手太阳小肠经

《黄帝内经》中说，手太阳小肠经在未时循行，即下午1点至下午3点，此时小肠经最旺，是保养小肠经的最好时段，在这个时段多喝水、喝茶有利于小肠排毒降火。在下午1点之前吃完午餐有助于吸收营养物质。采用按摩、刮痧、艾灸等方法对小肠经循行路线进行刺激，可有助于强化小肠功能，加强营养吸收。

【主治疾病】耳聋、目黄、咽喉痛、肩臂痛、腹胀、泄泻或便秘及其经脉循行部位的其他病症。

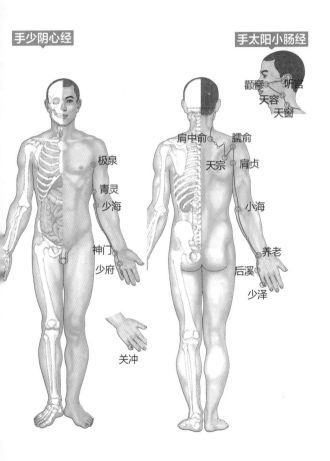

手少阴心经

手太阳小肠经

手阳明大肠经

《黄帝内经》中说，手阳明大肠经是在卯时循行，即清晨5点至早上7点，此时大肠经最旺，是大肠蠕动、排出毒素的最佳时间。清晨起床后最好养成排便的习惯。日常生活中可用刮痧、敲打、按摩等方法对大肠经循行路线进行刺激，清除毒素，预防暗疮、便秘等。

【主治疾病】五官疾患、咽喉病、热病、皮肤病、胃肠病、神志病等及其经脉循行部位的其他病症。

手少阳三焦经

在经络子午流注中，晚上9点至晚上11点是三焦经运行的时间，是人体内分泌系统最活跃的时候。此时休息是对三焦经最好的保养。但现在，不少人习惯于夜生活，不到深夜（晚上12点左右）人们不会卧床休息，这一习惯极大地影响身体健康。因此，沿经络循行拍打，采用刮痧、拔罐、按摩等方法是对三焦经最好的保养。

【主治疾病】头痛、偏头痛、耳鸣、咽喉肿痛、昏厥、失眠健忘及其经脉循行经过部位的其他病症。

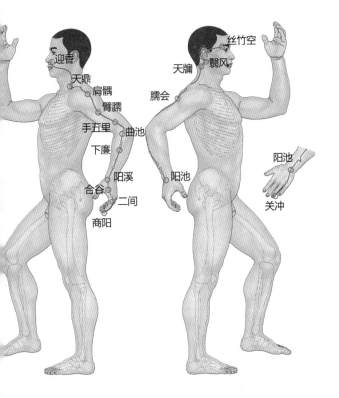

手阳明大肠经

手少阳三焦经

迎香
天鼎
肩髃
臂臑
手五里
曲池
下廉
阳溪
合谷
二间
商阳

丝竹空
天牖
翳风
臑会
阳池
阳池
关冲

足太阴脾经

《黄帝内经》中说，足太阴脾经在巳时循行，即上午9点至上午11点，在这个时段拍打刺激脾经就是对脾脏最好的保养。切记不要食用燥热及辛辣刺激性食物，以免伤胃败脾。日常生活中，采用按摩、刮痧、艾灸等方法对脾经循行路线进行刺激，有助于强化脾功能，使其消化吸收好，血液质量好，面色红润气色好。

【主治疾病】嗳气、腹胀、便溏、黄疸、乏力、厥冷、足大趾运动障碍及其经脉循行部位的其他病症。

足厥阴肝经

一天当中，人们睡眠最重要的时辰是凌晨1点至凌晨3点，肝经运行时间也是这个时候，只要这几个时辰休息好，就能有效地排出身体的毒素，预防疾病。当无形的郁气和有形的毒素一起恶化时便形成了癌。保养肝经可用刮痧、敲打、按摩等方法对肝经循行路线进行刺激，同时还应保持好平常的心态。

【主治疾病】腰痛、胸满、呃逆、遗尿、疝气、肝病、妇科病以及其经脉循行部位的其他病症。

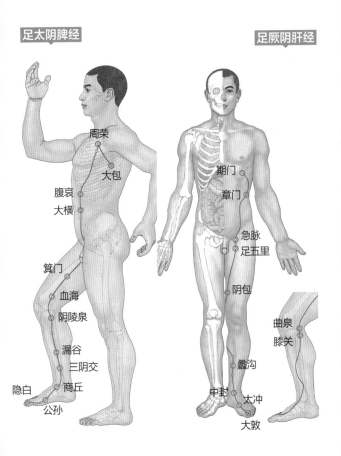

足太阴脾经

足厥阴肝经

周荣
大包
腹哀
大横
箕门
血海
阴陵泉
漏谷
三阴交
隐白
商丘
公孙

期门
章门
急脉
足五里
阴包
蠡沟
中封
太冲
大敦

曲泉
膝关

足少阴肾经

《黄帝内经》称，足少阴肾经在酉时循行，即下午5点至晚上7点，此时肾经最旺。肾经是人体协调阴阳能量的经脉，可维持体内水液平衡，人体在申时泻火排毒，在酉时储藏精华。肾经位于人体上身内侧，以及腿部内侧和脚底，左右共54穴。平时保养，可对肾经循行路线上的穴位进行拍打刺激。

【主治疾病】生殖系统及妇科疾病，前阴、肾、肺、咽喉病症及其经脉循行部位的其他病症。

足太阳膀胱经

《黄帝内经》称，膀胱经在申时循行，即下午3点至下午5点，此时膀胱经最旺。膀胱经负责贮藏水液和津液，此时宜适时饮水和运动，有助于体内津液循环。膀胱经循行从头到足，平时可用双手拇指和示指捏住脊柱两旁肌肉（或手掌根）尽可能地从颈椎一直推到尾骨，可用点揉或敲打的方式充分刺激。

【主治疾病】泌尿生殖系统、呼吸系统、循环系统、消化系统的病症及其经脉循行部位的其他病症。

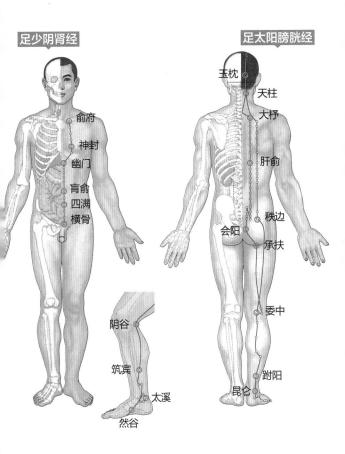

足少阴肾经

俞府
神封
幽门
肓俞
四满
横骨

阴谷
筑宾
太溪
然谷

足太阳膀胱经

玉枕
天柱
大杼
肝俞
秩边
会阳
承扶
委中
跗阳
昆仑

足阳明胃经

《黄帝内经》中道，足阳明胃经在辰时循行，即早上7点至上午9点，此时胃经最旺，吃早餐，补充能量肠胃好。在这个时段吃早餐最容易消化，吸收也好。日常生活中，采用按摩、刮痧、艾灸等方法对胃经循行路线进行刺激，可以疏通经络，调气血，缓解身体不适。饭后1小时刺激胃经可以调节人体的肠胃功能。

【主治疾病】消化系统、神经系统、呼吸系统、循环系统疾病以及本经脉所经过部位的病症。

足少阳胆经

晚上11点至凌晨1点是胆经运行时间，睡眠最重要的黄金时间也是这一时段，也就是胆经在运行的时候，用来进行人体代谢清理工作。如果此时熬夜，体内毒素就无法代谢，因此熬夜对人体造成的危害很大。日常生活中保养胆经可用刮痧、敲打、按摩等方法对胆经循行路线进行刺激。

【主治疾病】脱发、胸胁苦满、食欲不振、失眠、神经系统疾病以及本经脉所经过部位的病症。

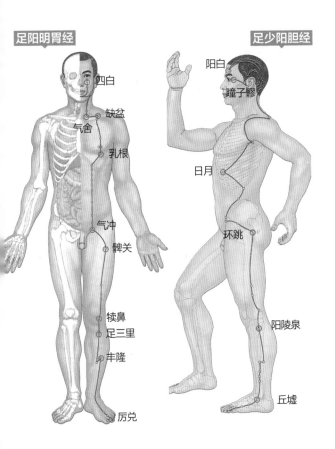

足阳明胃经

四白
缺盆
气舍
乳根

气冲
髀关

犊鼻
足三里
丰隆

厉兑

足少阳胆经

阳白
瞳子髎

日月

环跳

阳陵泉

丘墟

督脉

督脉保养没有特定的时间，可随时进行。用艾条温和灸督脉上的命门、腰阳关，每次10~15分钟，可以对督脉起到很好的保养作用，还可以提升人体阳气，增强抵抗力。用刮痧板沿督脉进行刮痧，可以缓解头痛、热病、颈背腰痛。

【主治疾病】 颈背腰痛、失眠多梦、畏寒肢冷、中风（又称脑卒中，全书同）、神经衰弱、脱肛以及本经脉所经过部位之疾病。

任脉

任脉保养没有特定的时间，可随时进行。选取中脘、气海、关元3个穴位，用拇指指腹进行按摩，每次3~5分钟，以有微微的麻胀感为宜。也可用艾条温和灸这3个穴，每次10~15分钟，对于女性生殖系统有良好的养生保健作用，能保养整个生殖系统，预防早衰。

【主治疾病】 妇科疾病、不孕、疝气、早泄、遗精、遗尿、前列腺疾病及慢性咽炎、哮喘等。

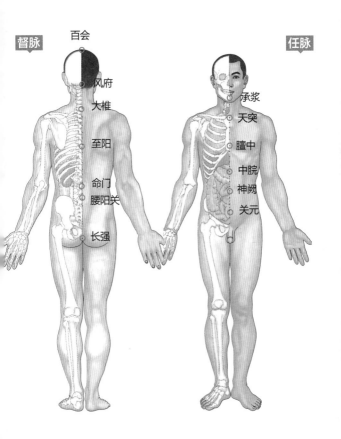

督脉

百会
风府
大椎
至阳
命门
腰阳关
长强

任脉

承浆
天突
膻中
中脘
神阙
关元

经外奇穴

经外奇穴是指不属于十四经脉系统的腧穴，但有一定的治疗作用，与脏腑和经络也有着密切的联系。经外奇穴位于人体不同的部位，分布较散，有少部分位于十四经脉循行路线上，大多都是在阿是穴的基础上发展而来的，但其所在的部位并没有离开经络系统所分布的领域。

【主治疾病】头痛、腰背疼痛、颈椎疾病等各部位疼痛，以及呼吸系统疾病、消化系统疾病等。

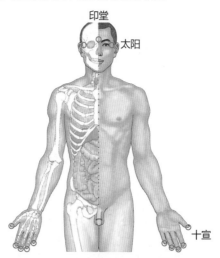

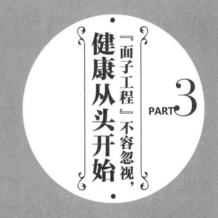

PART 3

『面子工程』不容忽视，

健康从头开始

头面部居于人体的起首部位，
是人体的大门面，
它的健康也是关联到整个身体的，
如神清气爽则全身通泰，愁眉苦脸则整个人精神萎靡。
头面部也是我们身上的福田，做好头面部保健，
记住头面部要穴，揉揉按按，就能轻松拿下头面部问题，
为身体健康加分。

面部望诊，看看面色就知道病症在哪

中医学认为看病必察色，察色必观面。正常人的面色微黄，略红润而有光泽。患病时色泽异常，即是疾病变化的表现，称为病色。面部望诊对观察人体健康状况有一定意义。中医理论中，将面部颜色分为青、赤、黄、白、黑五色，每种颜色又主不同病症。

（1）**面色青紫**：一般来说，面部青紫为缺氧的表现。中医学认为是气血不通，经脉阻滞。多见于寒证、疼痛、惊风。当小儿高热时，面部出现青色，以鼻柱与两眉及口唇四周较易察见，此为惊风的预兆。

（2）**面色红**：为血液充盈皮肤脉络而致。血得热则行，以脉络充盈，所以热证多见赤色。但有实热、虚热的不同，实证红色，常满面通红；虚证面红，多在久病后再出现，如肺结核午后两颧发红。赤色见于面颊及腮上，是心脏有病的表现。煤气中毒时，面部也会泛樱桃红色。

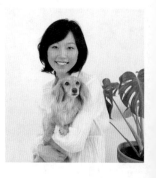

（3）**面色发黄**：面色黄有面色萎黄和面色鲜黄

之分。对于面色发黄者首先要区别是因进食不当引起发黄还是由疾病引起发黄。如食胡萝卜过量，或小孩喝橘子汁时，鼻旁会发黄，停食后即消退。如果不是进食引起发黄，面色萎黄，多为脾胃虚弱。面黄还多见于黄疸病，多为黄疸型肝炎、胆道结石等。新生儿出生后2~5天出现黄疸，一周内消退，叫生理黄疸。如果一周后黄疸仍不消退，这就是疾病现象。

（4）**面色白**：健康的皮肤是白里透红的，如果面如白蜡无红润之色，多为贫血之病态。如面色苍白，可见于各种原因引起的失血、剧烈腹痛、外感恶寒战栗、寄生虫病、血液病、休克等。中医学认为，面色苍白属于虚证和寒证。苍白枯槁、唇淡为血虚。

（5）**面色发黑**：面色暗黑多是慢性病的征兆，患肾上腺皮质功能减退症、慢性肾功能不全、肝硬化者可出现面色变黑的现象。此外，长期使用某些药物如砷剂等，亦可引起面色变黑，停药后恢复正常。中医学认为，面色黑多是寒重和血瘀的表现。

应当说明，面部望诊所见是身体或疾病变化的外在现象，只能把这些现象作为诊断的向导，必须结合其他诊法，才能得出正确的诊断。

面部斑点有名堂，不可不知

面部斑点可以反映人的身体健康情况。如很多年轻女性会有面部扁平疣，也就是表面看起来光滑的皮肤上突然有了米粒大的丘疹，这就说明可能其机体抵抗力下降，或者是由日常过度疲劳引起，这些都应该引起重视。其实在生活中出现很多的斑点均与健康息息相关。下面简要讲述面部斑点与健康的关系。

额头斑点：多见于性激素、副肾激素、卵巢激素异常者。

发际边斑点：与妇科疾病有关，如女性激素不平衡、内分泌失调等。需要提醒的是有些人喜欢使用性激素来治月经不调，认为这挺简单，看看药盒上的说明书就能用药，结果常使病情加重或引起长斑等副作用。

眼皮部斑点：多见于妊娠期妇女、人流次数过多的女性及雌激素不平衡者。

眼周围斑点：多见于子宫疾病患者、流产过多的女性及激素不平衡引起的情绪不稳定者。

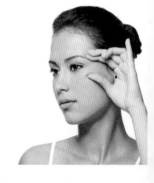

太阳穴、眼尾部斑点：与甲状腺功能减弱、妊娠、更年期（又称围绝经期，全书同）、神经质及心理受到强烈刺激等因素相关。

鼻下斑点：多见于卵巢疾病患者。

面颊的斑点：多见于肝病患者，日晒者，更年期老人，另外肾上腺功能减弱者面部也有显现。

嘴部周围的斑点：见于进食量过多者。

下颚斑点：见于血液酸化、白带多等妇科病患者。

有的女性月经将来的前几天会出现面部红斑，身上也会有，这在医学上叫"月经疹"，随着月经结束而消失，不需特别治疗。须注意的是盆腔炎、内分泌失调等综合因素引起的"病变斑"，往往长时间不退，还伴有脸色发黄、发灰、发暗。如30岁以上的女性，有经期延长或间歇性闭经、肥胖、便秘等，如果脸上的青春痘总好不了，应去医院做一次妇科B超检查，看看是否患有多发性卵巢囊肿。

面疗有捷径, 让健康扑面而来

每位女性都会想着如何让自己年轻, 如何让自己老得慢一点, 除了使用护肤品外, 面部按摩也是美容法宝, 按摩可以有效地促进血液循环, 经常给肌肤做按摩可以让肌肤红润光泽有活力, 对身体的健康也十分有帮助。

额部按摩法: 用两手中指、无名指在前额向上向外画圈, 从前额中部眉心开始, 分别画至两侧太阳穴, 然后用两手示指点压太阳穴, 重复20次。可以预防前额皱纹的出现。

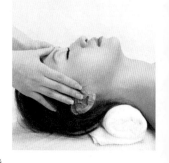

眼部按摩法: 两手拇指按于太阳穴上, 用示指第二节的内侧面分推上下眼眶。上眼眶从眉头到眉梢各1次, 下眼眶从内眼角到外眼角各1次。先上后下, 1圈各2次, 共做20次。可以消除眼睛的疲劳, 预防眼部产生皱纹, 预防眼袋的出现, 也有助于预防颊部皮肤松弛。

鼻部按摩法: 让脸部放松, 再用带有热气的毛巾放在脖子后面, 让淋巴通畅, 然后搓热手, 用手指在鼻子侧面和鼻尖上轻轻地刮，一定要来回几次。不但能清洁毛孔，还能提拉附近的皮肤。

嘴部按摩法：两手中指沿着嘴唇边做画圈动作，然后分别由中间向两侧嘴角轻抹。上唇由人中沟抹至嘴角，下唇由下颌中部抹至嘴角，抹至下唇外侧时，两手指略向上方轻挑。重复20次。可以预防嘴角表情皱纹，防止嘴角下垂。

下巴按摩法：手指托住下巴，大声说几句话。绷紧说话时由手指感觉到的下颌肌肉，随即将头慢慢仰起，数数从1至6，然后肌肉放松，头部慢慢放正，重做1遍。可以紧致肌肤，预防产生双下巴。

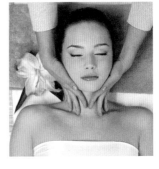

面部按摩法：把10个手指逐个放在面部的中央到耳朵前方，沿着头发的路线逐步进行按摩，按摩时手指要有力，慢慢深入地进行，方向大致是由面部向耳朵方向，反复多做几次，直到自己感觉到放松的效果。有助于提升面部皮肤，防止肌肤下垂。

洗脸方法需重视, 不当皱纹显

洗脸是一项重要的清洁皮肤和保养皮肤的事情, 爱美的女性学会正确的洗脸方法, 可以使面部娇艳如初, 能延缓皮肤老化, 推迟皱纹的出现。

第一步: 取适量洁面乳, 量不宜过多, 面积有硬币大小即可, 并使洁面乳充分起沫。在向面部涂抹之前, 一定要先把洁面乳在手心充分打起泡沫, 忘记这一步的人很多, 而这一步也是最重要的一步。因为, 如果洁面乳不充分起沫, 颗粒物会使皮肤逐渐变薄, 达不到清洁效果, 且会残留在毛孔内引起青春痘。

第二步: 把泡沫涂在面部后须轻轻打圈按摩, 不要太用力, 以免产生皱纹。按摩15次左右, 让泡沫遍及整个面部。按摩方向是从下至上, 先从下巴开始再到两颊均由内至外打圈; 鼻翼两边是由外向内打圈, 鼻子是由上向下清洁(鼻子的纹路和面部其他位置的纹路不一样, 由上向下清洁, 能让鼻上的污垢彻

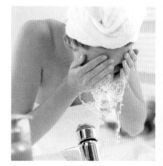

底清理出来，黑头也不容易产生）；额头也是由内向外打圈按摩揉擦。

第三步：清洗洁面乳。有些女性怕洗不干净，用毛巾用力地擦洗，这样做对娇嫩的皮肤造成不利。应该用湿润的毛巾轻轻在脸部按，反复几次能清除洁面乳，又不伤害皮肤。

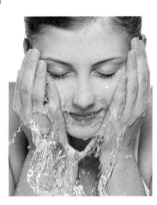

第四步：用冷热水交替洗脸。先用温水清洗，再用冷水轻拂，交替洗两三次，这样可以使毛孔收紧，同时促进面部血液循环。

需要注意的是，上述步骤均是用中指和无名指完成的，因为手掌的粗糙表面和力道不适合脸部娇嫩的肌肤，而中指和无名指是女性的美容手指，无论是洗脸、面部按摩，都应该用这两个手指进行。而且整个过程手法宜轻柔，由下至上，以免产生皱纹。

简易三部曲，打造清爽粉面

一日之计在于晨。每天的清晨都是一个新的开始，千万不要错过了这个绝好的时机，赶快给自己的皮肤施加养分，给你换来一天的好气色，好心情！

1. 认真洗脸，提神醒脑

睡了一个晚上，脸部油腻腻的，这时候不认真洗脸，很容易堵塞毛孔，长黑头和痘痘，所以花5分钟的时间洗洗脸，会觉得神清气爽。如果发现面色憔悴，还可以用毛

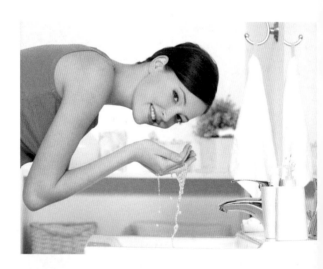

巾蘸盐水敷脸几分钟。

2. 拍上爽肤水，轻轻按摩

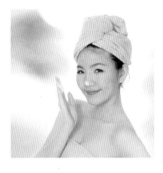

很多人涂上爽肤水，拍打几下就完事了。其实还应该轻轻按摩一下，这样不仅有利于肌肤更好地吸收营养，还可以防止肌肤下垂。

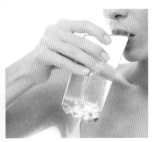

3. 喝一杯淡盐水，清清肠道

早晨来一杯淡盐水，为身体补补水，不仅能促进血液循环，还能润滑肠道，帮助机体排出体内毒素，滋润肌肤，让皮肤看起来水灵灵的。

坚持双手摩面，青春常驻

摩面又称浴面、干洗脸，是用双手搓揉面部的方法。它是我国古代养生的按摩功法之一。摩面可以加强面部肌肉运动，使面部皮肤柔软润滑、抵御风寒能力增强，对于防治颜面多皱衰老、面神经麻痹以及牙龈炎等口腔疾病均有益处。

晚上睡觉之前，两手相互使劲搓，感觉手发热了，趁热将手捂到脸上，然后轻轻摩擦，摩擦十多下之后，继续搓手，手搓热后继续捂到脸上轻轻按摩，这样重复几次即可。长期坚持用手摩面，脸部皮肤就会红润光泽，不生雀斑、痘痘之类，还可以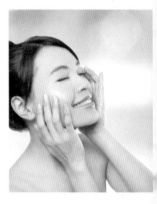抚平皱纹，延缓衰老。它可称得上是最简单易行的养颜养生方法。

在感觉疲劳或者困倦的时候，也可以用手搓搓脸，这时会感觉人精神一些，这是因为通过搓脸动作无意中按摩了面部的经脉和穴位，使其气血畅通、循环无碍。经常搓脸，人就可以变得脸色红润、双眼有神、精神倍增。

搓脸不需局限于时间和地点，疲劳时、困倦时、身体不舒服时，都可以搓一搓。先把双手搓热，然后用搓热的双手去搓脸，可以从上往下，也可以从下向上，每次都把下颌、嘴巴、鼻子、眼睛、额头、两鬓、面颊全部搓到，过程可快可慢，以自己感觉舒服为宜。

搓脸时，要注意动作轻柔均匀，不要过急、过重，否则容易擦伤皮肤，还易造成皮肤生皱。

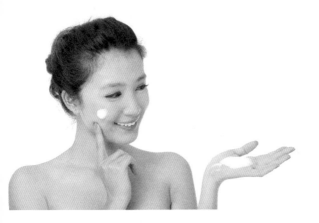

头面部疗法的10个注意事项

　　头面部是人体的重要部位，神经丰富，且非常敏感，按摩时需要格外谨慎，否则不仅使疾病得不到根除，还会把原有的健康破坏掉。

　　（1）头面部居于身体首要部位，血管又非常密集，按摩时注意严格消毒，以防感染，同时避开瘢痕组织，以免引起出血或疼痛。

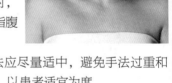

　　（2）按摩头面部时，不要留长指甲，且应用指腹按摩，以防划伤肌肤。

　　（3）按摩刺激手法应尽量适中，避免手法过重和刺激过强，以减少疼痛，以患者适宜为度。

　　（4）按摩不能在大汗淋漓之后进行。

　　（5）按摩不应在寒冷的地方进行，否则寒邪可能会侵入人体。

　　（6）在进行面部按摩前，最好先清洗面部污垢，保持面部清爽，否则这些污垢可能在按摩过程中侵入皮肤，形成体内毒素。

（7）面部皮肤和肌肉关系十分密切，按摩时要顺着肌肉纹理和生长方向进行，不可乱按，否则会促使肌肤老化。

（8）按摩面部时可配合使用专门的按摩霜或乳霜，动作应轻柔，不可对皮肤强拉硬揉，以免拉扯出皱纹，化妆前不宜进行按摩。

（9）对面部反射区按摩，最好不要在晚上，因为刺激面部可能会让人兴奋，影响睡眠。

（10）进行面部反射区治疗，要有规律，并且要坚持，不能三天打鱼两天晒网，否则不能起到预期的效果。

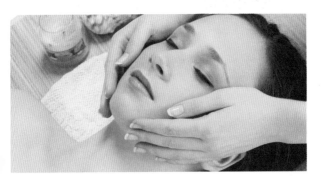

百会

▶诸阳之会止头痛

【穴位解析】百会穴位于头顶，头为"诸阳之会，百脉之宗"，体内多条阳经和阳气会聚于百会穴，所以平时刺激百会穴能提升人体阳气，维持阴阳平衡，有助于养生保健和疾病的预防。

【主治疾病】头痛、中风、眩晕、昏迷、失眠、健忘、神经衰弱、子宫出血等病症。

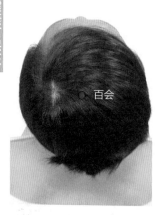

○ 百会

定位 位于头部，当前发际正中直上5寸，或两耳尖连线的中点处。

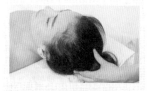

【按摩方法】用拇指指腹在百会穴上缓慢、持续性轻柔压迫5分钟，可改善头部血液循环。

【穴位解析】中医讲究阴阳平衡，如果身体各系统有失平和，则可能引起失眠，这时可以取四神聪穴，运用按摩手法进行调节，能起到镇静安神、醒脑开窍的作用，逐渐达到改善失眠的目的。

四神聪

▶镇静安神治失眠

【主治疾病】头痛、眩晕、失眠、健忘、多梦、癫痫、偏瘫、脑积水、大脑发育不全等病症。

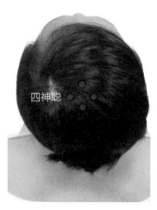

四神聪

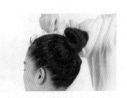

【按摩方法】用示指指尖稍用力点按四神聪穴各100～200次，可醒脑明目、强健精神。

定位 位于头顶部，百会穴前后左右各旁开1寸，共4个穴位。

印堂

▶清头目，通鼻窍

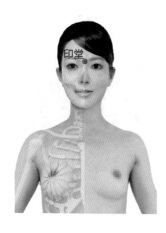

印堂

定位 位于人体额部，两眉头的正中。

【穴位解析】印堂穴有清头明目、醒脑开窍、宁心益智、疏风止痛之功效，经常按摩此穴，可调节神经，去皱美容。另外，按摩可刺激嗅觉细胞，使嗅觉灵敏，还能治疗鼻炎，预防感冒和呼吸道疾病。

【主治疾病】头痛、头晕、失眠、高血压、鼻塞、鼻炎、目赤肿痛、三叉神经痛等病症。

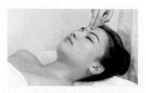

【按摩方法】将示指、中指并拢，揉按印堂穴2～3分钟，有安神定惊、通经活络的功效。

【穴位解析】太阳穴是人体阳气最旺盛的地方，分布着深浅多个层次的神经，对于面部疾病的调节作用是比较突出的。经常按摩太阳穴，能保持头脑清醒，对缓解疲劳、头痛等症状有明显作用。

【主治疾病】头痛、目赤肿痛、目翳、青盲、视力减退、结膜炎、泪囊炎、视神经萎缩等。

太阳

▶阳气旺盛"要害"穴

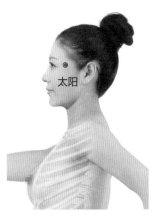

太阳

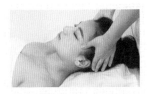

【按摩方法】用拇指指腹顺时针揉按太阳穴30~50次，有改善视力、预防头痛等作用。

定位 位于耳郭前面，当眉梢与目外眦之间，向后约1横指的凹陷处。

睛明

▶通络明目治眼疾

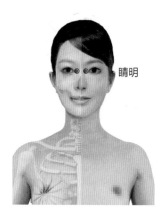

睛明

【穴位解析】睛明穴是缓解眼睛疲劳和近视的最好穴位，当我们用眼过度的时候，闭上眼睛轻轻地按揉睛明穴，可以很好地缓解眼疲劳。睛明穴是阳气汇集的地方，所以还是泄热祛火较适用的穴位。

【主治疾病】目赤肿痛、雀目、夜盲、近视、结膜炎、泪囊炎、角膜炎、电光性眼炎、视神经炎等。

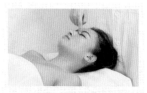

定位 位于面部，目内眦角稍上方凹陷处。

【按摩方法】用示指按揉睛明穴100～200次，每天坚持，能够防治眼部病症。

【穴位解析】四白穴有"美白穴"之称，每天轻轻按揉四白穴，长期坚持能使肌肤白里透红。因四白穴处于眼睛周围，对眼部疾病有作用，坚持每天点按，还能祛除眼部皱纹，预防眼花、近视等。

【主治疾病】目赤痛痒、口眼㖞斜、头痛、目眩、角膜炎、近视、鼻窦炎、三叉神经痛等。

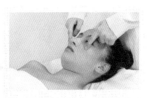

【按摩方法】用示指指腹揉按四白穴60～100次，每天坚持，能改善视力，防治眼部病症。

四白
▶美白养颜常按它

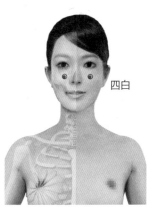

四白

定位 位于眼眶下缘正中直下1横指处。

听宫

▶耳聪目明听力好

【穴位解析】听宫穴可治疗和耳朵及听觉有关的各种疾病，如常常感觉耳朵里有虫子一样叫个不停，像这种耳朵产生的耳鸣、重听、听力障碍等，坚持按压听宫穴，就能得到有效的改善。

【主治疾病】耳鸣、癫痫、牙痛、神经性耳聋、中耳炎、外耳道炎、失声、下颌关节炎等。

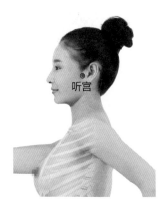

听宫

定位 位于面部，耳屏前，下颌骨髁突的后方，张口时呈凹陷处。

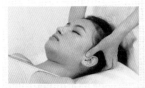

【按摩方法】用拇指指腹按揉听宫穴100～200次，每天坚持，能够治疗耳聋、耳鸣等病症。

迎香
▶提高嗅觉常靠它

【穴位解析】迎香穴位于鼻子两旁，有宣肺通窍的作用。此穴对于增强鼻子的功能，强化鼻黏膜对于外界不良空气的抵抗力都有很好的作用，也可用来治疗鼻炎等鼻部疾病。

【主治疾病】鼻塞、鼻渊、鼻出血、鼻息肉、口眼㖞斜、面痒水肿、便秘、胆道蛔虫症等。

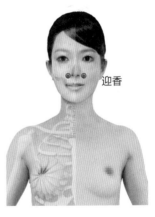

迎香

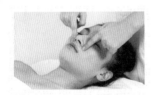

【按摩方法】用示指指腹按揉迎香穴100~200次，每天坚持，可防治鼻部病症。

定位 位于面部，鼻唇沟内的上段，横平鼻翼中部，口禾髎穴外上方1寸处。

人中

▶急救要穴应牢记

【穴位解析】人中又称"水沟"。此穴在古代有"寿宫"之称，意思是长寿与否看人中。此穴又叫"子停"，就是说后代的发育情况如何也要看人中。人中是一个急救穴，如突然晕倒时掐人中穴能使其苏醒。

【主治疾病】癫痫、中风昏迷、小儿惊风、面肿、牙痛、急性腰扭伤、腰背强痛等病症。

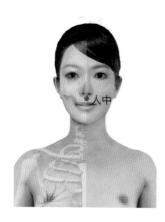

人中

定位 位于面部，当人中沟的上1/3与中1/3交点处。

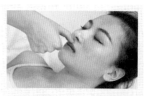

【按摩方法】用拇指指尖掐按人中穴30～50次，可用于急救。

风池

▶清热醒脑治感冒

【穴位解析】 风池穴处在后头骨下，局部凹陷如池，常为风邪侵入处，也是祛风之要穴，故名风池。按摩此穴可以使此处的阳热风气传输到身体的胆经部位，起到醒脑明目、止痛、保健的功效。

【主治疾病】 感冒、目赤肿痛、头痛、眩晕、鼻渊、鼻出血、耳鸣、耳聋、颈项强痛、落枕、神经衰弱等。

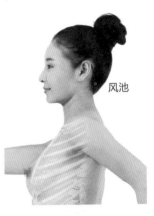

风池

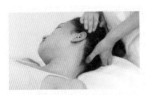

【按摩方法】 用拇指指腹揉按风池穴3~5分钟，长期按摩，可疏风清热、醒脑开窍。

定位 位于项部，在枕骨之下，胸锁乳突肌与斜方肌上端之间的凹陷处。

▶ 美容养颜

简单易学按摩术

爱美是女人的天性，但是女人过了黄金年龄后，容颜极易衰老。研究表明：刺激人体某些穴位可改善皮肤微循环，能消斑、美肤。

【选穴分析】从中医角度看，按摩特定的穴位能疏通经络，运行气血，将氧气和营养输送到皮肤及全身，维持皮肤正常功能，延缓衰老，美容养颜。按摩太阳穴可舒经活络；血海穴可调经统血。足三里是养生保健最常用的穴位之一，需遵循"寒则补之，热则泄之"的原则。

穴位定位

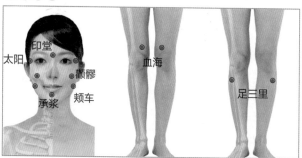

印堂
太阳
颧髎
承浆　颊车
血海
足三里

——— 按摩方法 ———

1 **揉按▸ 印堂、太阳**

用示指或中指指腹分别从印堂穴揉按至太阳穴，以穴位有酸麻感为度。

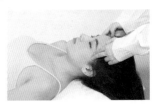

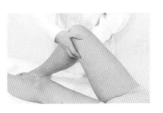

2 **推揉▸ 承浆、颊车、颧髎**

用中指与无名指依次推揉承浆穴、颊车穴、颧髎穴，由下往上推揉，可紧致肌肤。

3 **按压▸ 血海**

用拇指指腹按压血海穴200次，力度适中，可以调理气血，延缓皮肤衰老。

4 **揉按▸ 足三里**

用拇指指腹揉按足三里穴200次，可以理脾胃、调气血，让面色红润有光泽。

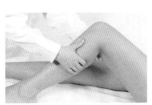

▶ 痤疮不再烦

战"痘"有秘籍

痤疮是一种常见的皮肤炎症性疾病，以粉刺、丘疹、脓疱、结节、囊肿及瘢痕为主，常伴有皮脂溢出，多发生于青春期男女。

【选穴分析】痤疮多因肺热、脾胃湿热、肝郁化热、冲任不调引起。好发于前额、鼻部及后背。若因肺热引起，可选印堂、尺泽和合谷穴；好发口唇周围多因脾胃湿热引起，可选曲池、血海；好发于脸颊两侧及太阳穴位置，多属肝胆火旺，可选太阳、颊车及太冲穴。

穴位定位

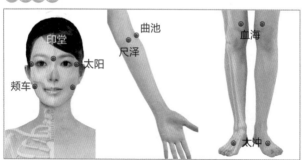

印堂　太阳　颊车　曲池　尺泽　血海　太冲

—— 按摩方法 ——

1 **揉按▶ 印堂、太阳、颊车**

用拇指指腹揉按印堂、太阳及颊车穴各2分钟，可促使毒素的排出。

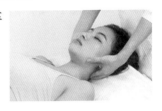

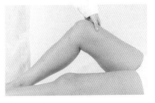

2 **按压▶ 尺泽、曲池**

示指、中指并拢，分别按压尺泽、曲池穴，按压2～3分钟，有酸胀感即可。

3 **点按▶ 血海**

用拇指指腹点按血海穴2～3分钟，局部有酸胀感即可。

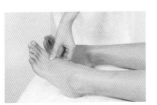

4 **掐按▶ 太冲**

用拇指指尖掐按太冲穴2～3分钟，以穴位局部有酸胀感即可，可平肝泄热。

▶头痛问题多

按摩帮你忙

头痛常见症状有胀痛、闷痛、撕裂样痛、针刺样痛，部分伴有血管搏动感及头部紧箍感，以及发热、恶心、头晕、纳呆等症状。

【选穴分析】中医学认为引起头痛的原因很多，如六淫之邪外袭，使气血运行受阻；或内伤病久，气血失养；或痰浊瘀血，阻于经络。头维祛风泻火、止痛明目，印堂明目通鼻、疏风清热，列缺宣肺解表、通经活络，中医有"头疾寻列缺"之说。三穴合用，能有效地缓解头痛。

穴位定位

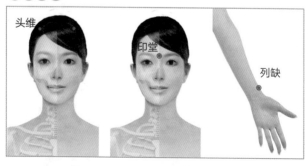

头维

印堂

列缺

按摩方法

1 揉按▶ 头维

用两手拇指指尖分别放于两侧头维穴上，其余4指附于同侧脑部，力度由轻渐重，揉按1~2分钟。

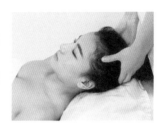

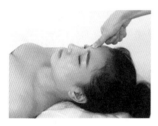

2 揉按▶ 印堂

伸出拇指，其余四指半握拳，将拇指放于印堂穴上，揉按50次，以穴位局部有酸胀感为宜。

3 揉按▶ 列缺

伸出双手拇指放于列缺穴上，双手其余4指附于手臂，力度适中，揉按穴位3分钟。

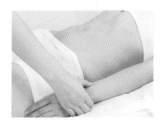

▶ 偏头痛变轻松

治疗有妙方

偏头痛是一种常见的慢性神经血管性病症，以发作性中重度搏动样头痛为主要表现，头痛多为偏侧，可伴有恶心、呕吐等症状。

【选穴分析】偏头痛一般位于脑侧部，太阳穴皮下是"三叉神经"和"睫状神经节"的汇集处。按摩此穴能有效缓解偏头痛。太阳和头维穴在头侧，风池穴在头后，百会穴在头顶，按摩这些穴位，能改善脑部血液循环，有效地缓解偏头痛和泛痛。

穴位定位

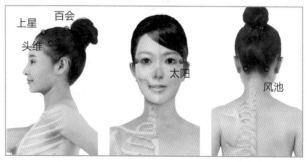

上星　百会
头维
太阳
风池

—— 按摩方法 ——

1 **揉按▶ 太阳**

将双手掌根贴于太阳穴，做轻缓平和的揉动，揉按1~3分钟，有宁神醒脑、祛风止痛的功效。

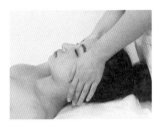

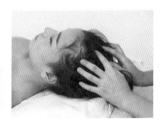

2 **点按▶ 上星、头维、百会**

将两手5指分开，由前发际向后发际抹动，按上星穴、头维穴、百会穴，以局部温热舒适为度。

3 **拿捏▶ 风池**

将拇指与示指、中指相对捏住风池穴，采用一上一下、一紧一松拿捏，以颈部感到酸胀为度。

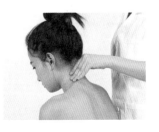

▶ 黑眼圈、眼袋不用愁

按摩来变美

　　黑眼圈是由于睡眠不足、情绪激动、眼部过度疲劳等，导致代谢废物积累过多，造成眼部色素沉着。眼袋，是指下眼睑水肿。

【选穴分析】太阳是人体阳气最旺盛的地方，也是人们最熟悉的一个经外奇穴，此处分布着深浅多个层次的神经，对于面部疾病的调节作用是较为明显的，配合四白按摩能很好地去除黑眼圈、眼袋。中医学认为合谷穴具有调养肺阴虚、通络开窍的作用，可以治疗多种头面病症。

穴位定位

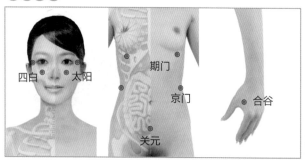

四白　　太阳　　期门　　京门　　合谷　　关元

按摩方法

1 **点揉▶ 太阳、四白**

两手示指指尖分别放于两侧太阳穴上,点揉30次,再用中指点按四白穴1~3分钟。

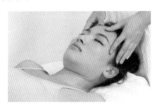

2 **按揉▶ 期门、京门**

用手掌鱼际按揉期门穴1~3分钟,再用拇指平贴于京门穴,按揉3~5分钟。

3 **推揉▶ 关元**

将示指、中指紧并,用两指指腹推揉关元穴2~3分钟,有胀痛感即可。

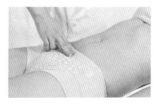

4 **扣掐▶ 合谷**

以拇指和示指相对置于合谷穴处,用扣掐法分别扣掐左右合谷穴5~7次。

▶减退色斑

理疗应坚持

色斑是由于皮肤黑色素的增加而形成的一种面部呈褐色或黑色素沉着性、损容性的皮肤病症，多发于面颊和前额部位。

【选穴分析】色斑的产生与肝、脾、肾功能失调有关。中医学认为，肝主疏泄，负责疏通气运行的通道。血行缓慢，脸部的色素沉淀也就会变得越来越多。因此可取血海、足三里、三阴交等穴，以柔肝健脾、行气活血、祛除色斑。加按合谷，能改善面部气色，从根本上消除斑点。

穴位定位

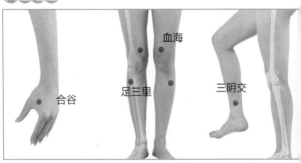

合谷　足三里　血海　三阴交

按摩方法

1 轻摩▶ 合谷

搓热双手手心后，迅速覆盖在合谷穴上，轻摩30次，以有透热感为度。

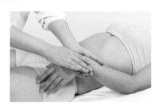

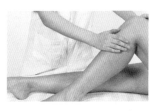

2 轻摩▶ 血海

搓热双手手心后，迅速覆盖在血海穴上，轻摩穴位30次，以皮肤透热为度。

3 轻摩▶ 足三里

搓热双手手心后，迅速覆盖在足三里穴上，轻摩30次，以皮肤透热为度。

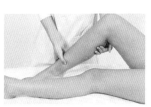

4 按压▶ 三阴交

用拇指或中指指腹按压三阴交穴1分钟，可健脾疏肝、美容养颜、消斑。

▶ 小儿近视
睛明赶走它

小儿近视是屈光不正的一种。近视指眼睛在调节放松时，平行光线通过眼的屈光系统屈折后点落在视网膜之前的一种屈光状态。

【选穴分析】现今，儿童近视的人数越来越多。虽说戴眼镜能起到一定的矫正作用，但一旦戴上就很难摘下。所以预防和治疗小儿近视，学会穴位按摩很有必要，如按摩睛明、四白、太阳、攒竹、鱼腰、丝竹空等穴，能通调眼周经络气血，光明穴是治疗近视的经验有效穴。

穴位定位

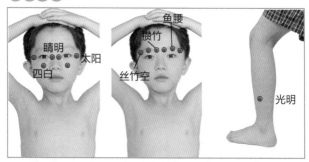

按摩方法

1 按揉▶ 睛明、四白

用中指按揉睛明穴1~2分钟。再用两手中指和示指按揉两侧四白穴1~2分钟。

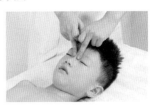

2 按揉▶ 太阳

用拇指指腹按揉太阳穴1~2分钟，再从眼内角沿眼眶上缘刮至眼外角。

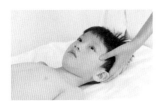

3 点按▶ 攒竹、鱼腰、丝竹空

用示指指腹依次点按攒竹、鱼腰和丝竹空穴，点按5~10次，不能碰到眼球。

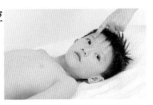

4 揉按▶ 光明

用拇指指腹以顺时针方向揉按光明穴50次，力度由轻到重。

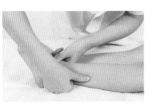

▶ 鼻炎不舒服

摆脱一窍不通

鼻炎是五官科中最常见的疾病之一。急性鼻炎以鼻塞、流涕、喷嚏为主要症状，慢性鼻炎为长期间歇性或交替性鼻塞、咳嗽、多痰。

【选穴分析】急性鼻炎是由病毒感染引起的鼻黏膜急性炎性疾病，可按摩鼻部周围以及迎香、上迎香、印堂、合谷等穴，以利水消肿，消除炎症反应。造成鼻炎发生的内在原因是机体的免疫力下降，这时可取中府、太阳穴，以宣肺理气、补气强身，调整机体免疫功能。

穴位定位

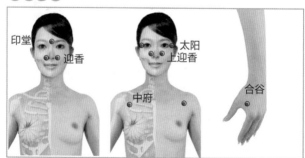

印堂　迎香　太阳　上迎香　中府　合谷

按摩方法

1 **揉捏▶ 鼻部**
用手指在鼻部两侧自上而下地反复揉捏5分钟，然后点按迎香穴和上迎香穴1分钟。

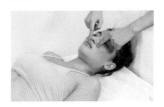

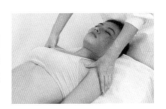

2 **挟提▶ 印堂、太阳**
用拇指和示指、中指挟提印堂穴，向前推进50次，再用拇指按揉太阳穴1分钟。

3 **按压▶ 中府**
用拇指在中府穴上用力向下按压，持续10秒，再慢慢放松，每穴各按压1分钟。

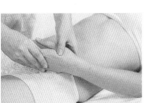

4 **揉按▶ 合谷**
用拇指指腹揉按合谷穴，每穴各揉按1~3分钟，以穴位局部潮红发热为度。

▶ 流鼻血不要慌

揉揉按按可以止

　　鼻出血是常见的临床症状之一。鼻腔黏膜中的微细血管分布很密，敏感且脆弱，易破裂出血，鼻出血也可由鼻腔本身疾病引起。

【选穴分析】迎香穴位于鼻旁，为鼻中血管流经处，分布着脸部淋巴结，常按迎香穴能有效改善鼻部不适，加快鼻黏膜炎症的消除，改善鼻出血症状。"头面合谷求"，按摩合谷穴，能有效地疏通头面经络，减轻鼻部不适，还能清热祛风，预防鼻出血。

穴位定位

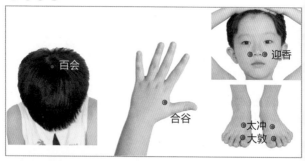

百会　合谷　迎香　太冲　大敦

按摩方法

1 揉按▸ 百会

用拇指指腹揉按百会穴，常规揉按1~3分钟，以局部温热舒适为宜。

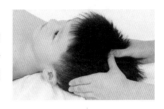

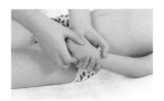

2 点按▸ 迎香

用中指指腹点按迎香穴1~2分钟，力度由轻到重。

3 按揉▸ 合谷

用拇指指腹按揉合谷穴1~3分钟，以有刺痛感为宜。

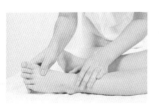

4 按揉▸ 太冲、大敦

用拇指指腹按揉太冲穴、大敦穴，力度由轻到重，每穴各按揉1~3分钟。

▶ 清除口腔溃疡

吃嘛嘛香

　　口腔溃疡又称"口疮"，是因不讲卫生或饮食不当，或因身体原因造成的舌尖或口腔黏膜产生感染、溃烂，而导致进食困难。

【选穴分析】经常按揉曲池穴、尺泽穴，可以清热降火，减少口腔溃疡的发病率。刺激合谷穴可以有效镇静止痛，对溃疡产生的疼痛感有缓解作用。足三里是养生保健常用穴，可以改善脾胃功能，促进消化吸收。内庭是治疗溃疡经验效穴，可以改善口臭、胃热上冲等病症。

穴位定位

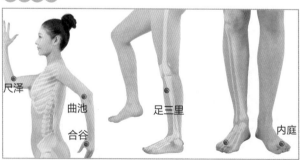

尺泽

曲池

合谷

足三里

内庭

按摩方法

1 **拍打▸ 曲池、尺泽**
手呈空心掌，先拍打曲池穴和尺泽穴至微微发热，再用拇指揉按两穴1~3分钟。

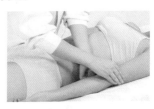

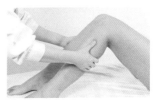

2 **揉按▸ 合谷**
用拇指指腹以顺时针方向揉按双侧的合谷穴1~3分钟，以有酸胀感为宜。

3 **揉按▸ 足三里**
用拇指指腹揉按双侧足三里穴各1分钟，以穴位局部有酸胀痛感为宜。

4 **揉按▸ 内庭**
双手同时用拇指指腹揉按双侧内庭穴各1分钟，可改善口臭、胃热上冲等。

▶牙痛不是病

痛起来要人命

牙痛又称齿痛，其主要原因是牙齿本身、牙周组织及颌骨的疾病等所引起，临床主要表现为牙齿疼痛、松动，牙龈肿胀、出血等。

【选穴分析】中医有"局部选穴法"，即指在病变局部选取穴位治疗的方法，对治疗疾病有很好的疗效。此处牙痛按摩下关、颊车两穴就是运用了此法，以畅通气血、通络止痛。另外，按摩少海、合谷与阳溪三穴有清泻阳明郁热火毒之功，风池穴疏散风热以止痛。

穴位定位

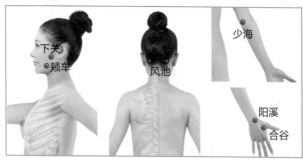

按摩方法

1 按揉▶ **下关、颊车**

用双手示指指腹放在面部下关穴，按揉1分钟。再放于颊车穴，按压1分钟。

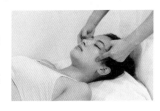

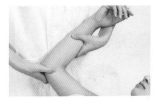

2 按揉▶ **风池**

将拇指指腹放在风池穴上，其余4指附在头部，按揉1分钟。

3 掐按▶ **少海**

将拇指指尖放在少海穴上，适当用力掐按1分钟，可缓解牙龈肿痛。

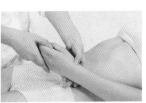

4 掐压▶ **合谷、阳溪**

将拇指按在合谷穴，用力掐压1分钟。再放在阳溪穴上揉按1分钟。

▶ 耳鸣、耳聋问题大

防治须谨慎

耳鸣、耳聋在临床上常同时出现，治疗方法大致相同，故合并论述。耳鸣以耳内鸣响为主证。耳聋是以听力减退或听觉丧失为主证。

【选穴分析】 印堂穴有明目通鼻、宁心安神的作用。听宫穴可聪耳开窍、祛风止痛，主治耳鸣、耳聋、聍耳等耳疾。百会穴为各经脉气血会聚之处，常按摩此穴可提神醒脑、疏通经络。翳明穴可明目聪耳，风池穴醒脑开窍，肾俞穴调肾气、聪耳目。穴位合用，可辅助治疗各种眼疾、耳疾。

穴位定位

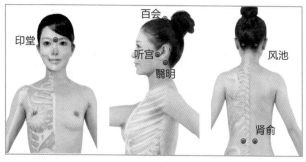

印堂　百会　听宫　翳明　风池　肾俞

按摩方法

1 揉按▶ 印堂、听宫

右手半握拳，示指按在印堂上，揉按约1分钟，再揉按听宫穴1分钟。

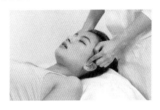

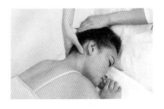

2 摩揉▶ 百会

将手掌心放在百会穴上，先顺时针方向摩揉1分钟，后逆时针方向摩揉1分钟。

3 揉按▶ 翳明、风池

用拇指指腹揉按翳明穴1~3分钟。再揉按风池穴1~3分钟。

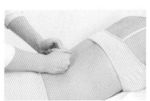

4 按揉▶ 肾俞

将掌指关节略弯曲，以手掌背部近小指侧部分紧贴于肾俞穴上，按揉约1分钟。

▶ 脱发、白发不可怕

按摩、梳头有疗效

脱发是头发脱落的现象，常因压力大、睡眠不足、饮食不当等引起。白发是指头发全部或部分变白，可由营养缺乏引起。

【选穴分析】中医学专家经验总结，头部经络按摩对毛发的生长、养护有着重要的作用。头部分布督脉、膀胱经、胆经、三焦经，重点按摩百会穴、上星穴、风池穴、玉枕穴，有利于气血生养。中医学认为，肝肾不足，精血亏虚，则毛发失养。按摩三阴交，可益肾平肝。

穴位定位

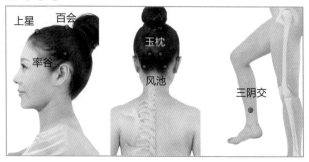

上星　百会　率谷　玉枕　风池　三阴交

—— 按摩方法 ——

1 揉按▸ **上星、百会**
将示指、中指并拢放在上星穴上，揉按3~5分钟。用中指按揉百会穴20次。

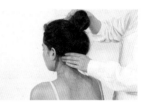

2 按揉▸ **率谷**
将示指和中指并拢，稍用力按揉率谷穴2~3分钟。

3 拿捏▸ **风池、玉枕**
先用拇指和示指相对拿捏风池穴30次。再用力揉按玉枕穴2~3分钟。

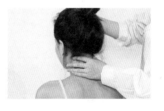

4 按压▸ **三阴交**
用拇指指尖垂直按压三阴交穴，会有强烈的酸痛感，左右各按压1~3分钟。

▶ 失眠要小心

亚健康先兆

失眠是指无法入睡或无法保持睡眠状态，即睡眠失常。失眠虽不属于危重疾病，但影响人们的日常生活，导致身体欠佳、记忆力减退等。

【选穴分析】中医称失眠为"不寐"，思虑过多、饮食不洁、气血不足、心神失养等都可导致失眠。按摩睛明穴、攒竹穴、丝竹空穴可疏通眼周经络气血，加之按摩太阳穴、头维穴、百会穴疏通头部经络气血。印堂穴定心安神。诸穴合用，可缓解身体疲劳、改善多梦易醒的症状。

穴位定位

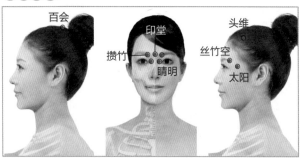

百会　印堂　头维　攒竹　丝竹空　睛明　太阳

—— 按摩方法 ——

1 揉按▶ 睛明、攒竹、丝竹空

示指、中指紧并，依次揉按睛明穴、攒竹穴、丝竹空穴各30次。

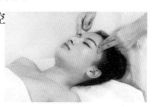

2 点按▶ 印堂

将示指、中指并拢，用两指指腹点按印堂穴30次，以穴位局部有酸胀感为宜。

3 揉按▶ 太阳、头维

两手拇指分别放在两侧太阳穴、头维穴上，其余4指附于同侧脑部，揉按1~2分钟。

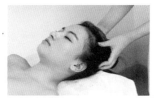

4 压揉▶ 百会

将拇指放在百会穴上，适当用力压揉穴位1分钟。

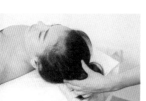

▶ 神经衰弱不是病

用对方法头清明

神经衰弱，指大脑由于长期情绪紧张及精神压力，使精神活动能力减弱的功能障碍性病症，主要特征是易兴奋、易疲劳、记忆力减退等。

【选穴分析】神经衰弱多伴随头痛、失眠、烦躁等脑疲劳症状，按摩头顶的百会穴，能有效改善脑部血液循环，调节中枢神经功能，缓解脑疲劳症状。神经衰弱常因心神被扰所致，按摩太阳穴、肩井穴、足三里穴等，能舒缓紧绷的自主神经，安定情绪，缓解头痛，帮助睡眠。

穴位定位

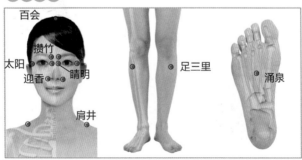

百会　攒竹　太阳　迎香　晴明　肩井　足三里　涌泉

按摩方法

1 推按 ▶ **迎香、睛明、攒竹**

双掌贴于面颊，将中指从迎香穴向上推至发际，经睛明穴、攒竹穴，按30~40次。

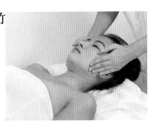

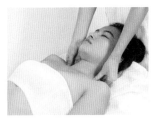

2 拿捏 ▶ **肩井**

将拇指和示指相对成钳形拿捏肩井穴，左右各30次，以穴位局部有酸胀感为宜。

3 揉动 ▶ **足三里**

双手按在足三里穴上，由外向内揉动30次，再由内向外揉动30次，有舒适感即可。

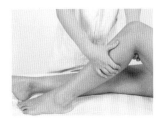

4 搓擦▸ 涌泉

用一手握踝关节，另一手来回搓擦涌泉穴30次，力度适中，以局部温热舒适为宜，双足交替进行。

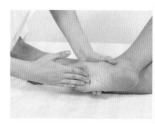

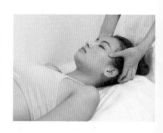

5 点按▸ 百会

用拇指指腹点按百会穴，力度适中，以有酸胀感为宜，点按3分钟。

6 按揉▸ 太阳

用拇指指腹按揉太阳穴，力度适中，以有酸痛感为宜，按揉3分钟。

护好『生命支柱』，养好

躯干健康之树

PART 4

躯干是人体的支柱，是源源不断提供能量的大药田，
养好躯干之树，就能让人体充满健康和能量。
本章介绍了躯干的保健、养护知识和健康要穴，
以及用按摩来治疗常见躯干病症的方法，
教你用手轻松守护生命的大后方。

心心相吸，心肺保养有法

经常有人会感到身体疲惫，总觉得心里闷得慌，精神也不集中，这就是心肺功能太差引起的。这样的人经常睡眠不好，总觉得胸口有一块大石头压着，在进行一定的活动时，会气喘吁吁的，因体力不支没办法坚持，这些都是心脏功能弱的结果。心脏功能弱，供血能力比较差，血液循环非常不好，再加上肺功能下降，呼吸的深度和质量也不够，供氧会很差。其面色也很不好，基本上有些晦暗。

人体的心脏十分重要，呼吸是无时无刻不在进行的。那么要怎样才能保护心脏和肺部功能，使它们能够很好地运转下去呢？下面介绍两种非常有效的方法。

首先全身放松，腰背挺直，闭合双眼，用手按揉膻中穴，先顺时针方向按揉100次，再逆时针方向按揉100次。然后深呼吸几次后，就会感到胸口的憋闷消失了。这是因为膻中穴是管理人体的气血的枢纽，它位于双乳

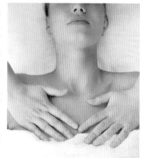

中间，中医学认为膻中穴能够疏通人体的气血经络，通畅后，血脉的运行也就顺畅了，心脏的输血和肺脏的呼吸也就会变得轻松许多。如果自己进行按摩的话，可以在后背用硬物顶住，在对应膻中穴的位置，人体的后背处是至阳穴，它也有调理气血的作用，但是一般可以不揉按，因为按揉膻中穴可以对应地刺激至阳穴。

另外，还可以按摩双手。人的双手是最灵巧的工具，在双手上就有连接大脑和心脏的血脉。想要提高心脏功能，就要将双手抬起，与心脏的高度一致，然后互相去按压拇指下端大鱼际的位置。一般按揉100次左右时，就会感到非常的舒服。

因为人体的双手神经和血管的分布比较复杂，并且关节都比较小，所以非常灵活。每天适当的活动双手可以起到调节气血的功能，这是因为手掌既是末梢循环，又是连接心脏比较近的地方。每天稍微活动一下指关节和腕关节后，手掌微屈，适当的拍打身体，或双手拍掌。长期坚持，能让心脏的供血有所提高。

经过这些简单而有效的活动，就能加强对心脏的锻炼，这样既没有使心脏的负荷加大，又可提高心脏的功能。

学会腹式呼吸，也能保健养生

从出生开始我们就开始通过呼吸吐故纳新，呼吸似乎是一种与生俱来的本能，根本不用教。其实，很多人的呼吸方法是不正确的。比如呼吸太短促，往往在吸入的新鲜空气尚未深入肺叶下端便匆匆地呼气了，这样等于没有吸收到新鲜空气中的有益成分。

有些人吸气时胸部和腹部收紧，呼气时反而鼓起，这种呼吸方法也会导致许多肺底部的肺泡没有经过彻底的扩张与收缩，得不到很好的锻炼。氧气不能充分被输送到身体各个部位，时间长了，身体的各个器官就会有不同程度的缺氧状况，很多慢性疾病就因此而生。

腹式呼吸才是正确的呼吸方法。腹式呼吸既能改善肺功能，也可以改善腹部脏器的功能。腹腔内藏消化系统、造血系统、泌尿生殖系统、内分泌系统及淋巴系统的一部分，并拥有大量的血管神经，由于腹腔压力的规

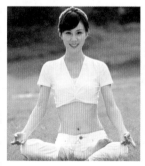

律性增减，腹内脏器活动加强，改善了消化道的血液循环，促进消化道的消化吸收功能，促进肠蠕动，防止便秘，可以加快毒素的排出。

腹式深呼吸简单易学，站、立、坐、卧皆可，随时可行，但以躺在床上为好。仰卧在床上，松开腰带，放松肢体，思想集中，排除杂念。由鼻子慢慢吸气，鼓起肚皮，再徐徐呼出，肚子内收。呼吸要柔和、匀细、绵长、深透。可以将左右手分别放于上腹部和前胸部，便于观察胸腹运动情况。呼吸时腹部内收外放，而胸廓保持最小活动幅度或不动。腹部内收外放，胸廓、肩部、颈项最好不动或微动。经过训练，精力会有明显改善。

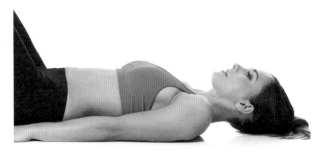

气血运行的枢纽——脊柱

脊柱，在脊背中间，是人体的中线。脊柱是大脑的延伸，大脑通过脊髓指挥全身活动。脊背是督脉循行的部位，督脉就是总管全身阳气的一条经脉。脊背两旁是足太阳膀胱经循行的部位，膀胱经是人体循行部位最广的一条经脉，阳气最多而且膀胱经跟肾经相表里，肾主水，膀胱主管全身的水液代谢。可以说，脊背是全身气血运行的大枢纽。

其实，人体的很多疾病都是由于气血不通引起的，脊背作为气血循行的主干道，最害怕淤积，而我们平时负重、伏案，时间久了就会使这个主干道出现淤积，于是要么出现脑部供血不足，导致头痛，要么使身体其他部位的气血供应失调，造成泛滥或干涸。只有脊背这个枢纽通了，气血运行通畅了，才能化解淤积，使身体上下得到滋养，祛除病痛。

所以捏脊就是在此理论的指导下产生的。捏脊是适合每个人的养生法，它对很多恶性病、慢性病有着较好的调理作用。具体做法是：患者俯卧在床上，全身放松，让家人用双手拇指与示指在脊柱两侧连皮带肉地捏起，从尾椎骨沿脊柱向上捏，一直捏到颈项发际处。一天捏一次，一次捏5遍即可，一定要长期坚持。可以让家人帮助观察，若每次捏完脊都可以看到脊柱两旁明显发红，这就说明捏脊到位了。

观脊柱诊病

◎正常脊柱形态

人体脊柱由24块椎骨（颈椎7块，胸椎12块，腰椎5块）、1块骶骨和1块尾骨及韧带、关节及椎间盘连接而成。人体脊柱有4个生理弯曲，即颈椎向前凸、胸椎向后凸、腰椎向前凸、骶尾椎向后凸，分别简称为颈曲、胸曲、腰曲和骶曲，其主要组成部分是椎骨。脊柱上端承托颅骨，下联髋骨，中附肋骨，并作为胸廓、腹腔和盆腔的后壁。脊柱具有支持躯干、保护内脏、保护脊髓和进行运动的功能。脊柱内部自上而下形成一条纵行的脊管，内有脊髓。

◎按颈椎

从中医学的角度来看，颈椎位于人体督脉的位置。督脉是奇经八脉之一，被称为"阳脉之海"，它起于会阴部，循背部脊柱正中线向上，经过后颈部，越过头顶部，止于颜面部。它是阳经经脉的总纲，颈椎不好的话，不言而喻，督脉也可能

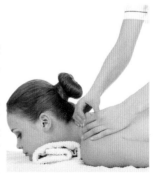

会出现问题。

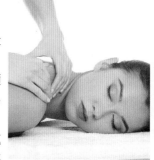

● 若颈椎正中有压痛，颈部的后仰和旋转运动受限，提示肩臂疼痛综合征。

● 颈部的第3至第6颈椎棘突弯曲，患者很容易出现眩晕。

● 颈部压痛和枕部沉紧、头部紧束感、颈部僵硬，均提示有神经衰弱。

● 第2、第3颈椎横突不对称，棘突偏歪与压痛，多见于耳鸣、耳聋患者。

颈椎在脊柱关节中活动最大，再加上椎骨形状不均匀、颈部关节结构复杂、肌肉及韧带细小繁多等错综复杂的原因，致使颈部容易发生各种类型的病变，尤以颈椎病最为典型。

颈部疾病大致分为颈部急性损伤、落枕、颈椎间盘突出症、颈椎病等，其中颈椎病是一种多发病症，也是一种常见病。

颈椎间盘突出症的病因是由于颈椎间盘组织本身缺乏血液供应而导致修复能力变差，颈部活动频繁，负重较大等因素造成颈椎间盘发生退行性改变、纤维环的韧性和弹性降低而致。

◎按腰椎

腰部，一般意义上来说是指人体的背部，也就是医学上所谓的脊柱下方至骨盆上方能伸展的部位。腰椎骨、骶骨和两侧的髂骨共同构成了人体腰部的骨骼，其中最重要的是腰椎，它上接胸椎，下连骶椎，共同构成人体躯干的中轴线，成为人体的支柱。同时，腰椎还肩负着支持胯部和下肢的重任，对身体有缓震、运动、平衡的作用。

● 腰椎两侧有酸痛、沉重感，可能伴有轻度的肌紧张，提示可能为腰肌劳损。

● 腰椎棘突旁有固定的压痛点，常伴有向患侧的放射性疼痛，常提示患有腰椎间盘突出症。

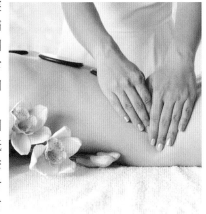

● 腰部感到疼痛僵硬，腰骶部肌紧张，棘突弯曲，横突左右不对称，提示可能患有阴道炎、宫颈炎。

中流砥柱，脊柱的养护方法

1. 坐、立、看书等姿势须正确，并养成良好的习惯

长期的低头习惯会使颈椎弯曲异常，如颈椎过直甚至反张。挺胸阔步，抬起头走路有利于脊椎健康和脑部血液供应。没事多抬头，看看天空和天花板，有助于舒展颈椎。

2. 休息应充分

人的脊椎是人体的中轴，需要很好的休息。躺着的时候，身体的肌肉是放松的，一般建议使用比较硬的床睡觉，有利于及时恢复肌肉功能，缓解疲劳。

3. 选择适合的床

不管有没有脊椎疾病，床的软硬度对于脊椎的修复能力非常重要。人在躺着的时候身体有几个支点：后脑勺、两个肩胛骨、中背部、骶尾部和两条腿。由支点支撑平躺的躯干，支点之间的肌肉不必负重而呈放松状态，有利于充分休息。过软的床（垫）会使人体各部位

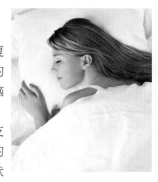

平均受力，使肌肉受到身体的一定压力而产生"抵抗"的反作用力。过硬的床（垫）对于身体支点的压力会加大，会有"硌"的感觉，不利于身体的修复。所以选择床铺软硬应适中。

4. 选择合适的枕头

睡觉时不仅要保持颈椎的正常生理弯曲，而且要保证头部的血液循环和呼吸顺畅。枕头过高会造成颈部肌肉僵硬。长期以往，会使颈椎生理弯曲不足、变直，甚至反张，呼吸道不顺畅出现打鼾的情形。选择枕头需根据人体的生理结构来决定。软硬度要适中，弹性要好。枕头过硬会使颈椎肌肉过度挤压而血流不畅，易造成僵硬不适；枕头过软则难以维持一定的高度，不能充分支撑头颈部，从而造成疲劳。

5. 每天坚持运动

可选择瑜伽、太极拳、广播体操、游泳以及各种器械运动等，在做运动之前都需要热身，做好准备。运动量应循序渐进，遵循科学方法。

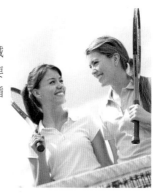

膻中

▶疏通气血经络抗衰老

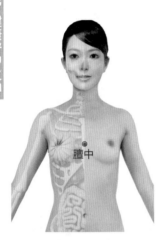

膻中

定位 位于胸部，当前正中线上，平第4肋间，两乳头连线的中点。

【穴位解析】膻中穴能为人体提供最重要的物质——气，但凡与气有关的疾病，都可以找膻中穴医治。按揉膻中穴还可以缓解心情。老年人血管堵塞，按此穴可以舒畅心胸、保健身体。

【主治疾病】咳嗽、哮喘、胸痛、呃逆、噎膈、少乳、心绞痛、支气管哮喘、乳腺炎等。

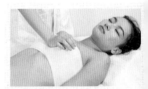

【按摩方法】用手掌大鱼际擦按膻中穴5～10分钟，长期按摩，可改善呼吸困难等症状。

中脘

▶治疗胃病的能手

【穴位解析】中脘穴内部正当胃的中部，号称胃的"灵魂腧穴"，具有健脾和胃、补中益气之功效，可治疗各种胃腑疾患，适宜绝大多数的胃及十二指肠疾病，对缓解胃痛和治疗消化不良有不错的效果。

【主治疾病】胃痛、腹痛、呕逆、反胃、肠鸣、泄泻、便秘、失眠、脏躁、子宫脱垂、荨麻疹等。

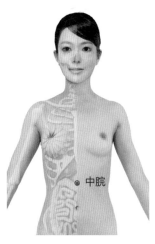

◉ 中脘

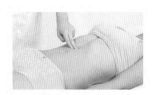

【按摩方法】用示指、中指推揉中脘穴3~5分钟，长期按摩，可理气和胃、化湿降逆。

定位 位于人体上腹部，前正中线上，当脐中上4寸。

神阙

▶腹部健康守护神

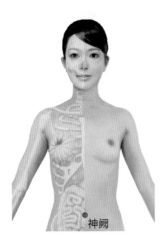

神阙

定位 位于腹中部，肚脐的中央。

【穴位解析】神阙穴位于肚脐眼部位，此处是心肾交通门户，可起到调和阴阳的作用。神阙穴对治疗腹部疾病有很好的疗效，经常按摩此穴能调和脾胃、益气养血、温通元阳，还有助于腹部减肥。

【主治疾病】腹痛、泄泻、绕脐腹痛、脱肛、中风脱证、中暑、肠炎、便秘、产后尿潴留等。

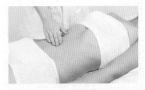

【按摩方法】用手指指尖点按神阙穴2~3分钟，长期按摩，可改善四肢冰冷、脱肛等病症。

【穴位解析】气海穴所在的下腹部是女性的子宫、男性的精囊藏身之处，中医学认为"气海一穴全身暖"，是强调这个穴位的保健作用。本穴主治性功能衰退，可通过按摩、艾灸等达到保健功效。

【主治疾病】虚脱、厥逆、腹痛、泄泻、月经不调、崩漏、带下、遗精、疝气、尿潴留、尿路感染等。

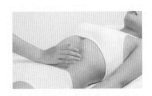

【按摩方法】用手掌鱼际按揉气海穴3～5分钟，长期按摩，可改善四肢无力、大便不通。

气海

▶平衡阴阳全身暖

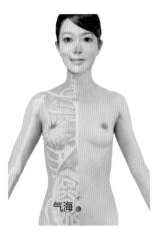

气海

定位 位于下腹部，前正中线上，当脐中下1.5寸。

关元

▶恢复精气的要穴

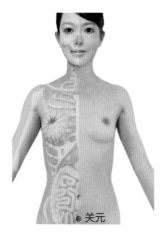

◎ 关元

定位 位于下腹部，前正中线上，当脐中下3寸。

【穴位解析】关元穴是人体真气、元气生发的地方，经常按摩关元穴，可以提升肾气，助长人体内的阳气。按摩时一定要注意让手指温热，不要用冰冷的手指刺激腹部，女性要注意腹部保暖。

【主治疾病】肾虚气喘、中风脱证、遗精、阳痿、淋浊、尿频、月经不调、痛经、泄泻、子宫脱垂。

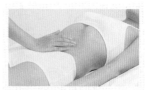

【按摩方法】用手掌根部用力推揉关元穴2~3分钟，长期按摩，可改善痛经、失眠等症状。

【穴位解析】大椎穴在背部的最高点，背部就是阳面的，所以大椎是阳中之王。因此处阳气很足，所以此穴对提高人体的免疫力、刺激抗体的产生、抑制肿瘤生长、改善肺呼吸功能均有很好的作用。

【主治疾病】发热、疟疾、中暑、感冒、咳喘、支气管炎、癫痫、骨蒸潮热、盗汗、脊背强急等。

大椎

▶清热消炎的良穴

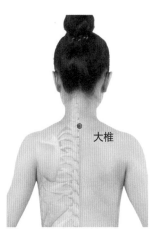

大椎

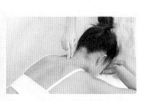

【按摩方法】将示指、中指并拢，两指指腹揉按大椎穴100～200次，可防治风疹、热病等。

定位 位于后颈部，后正中线上，第7颈椎棘突下凹陷之中。

肺俞

▶擅治肺脏疾病

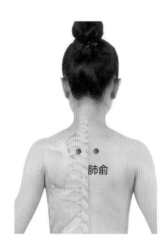

肺俞

【穴位解析】肺俞穴为肺之背俞穴。背俞穴适用于治疗相应的脏腑病症及有关的组织器官病症，故肺俞穴是治疗肺脏疾病的要穴，除可用于治疗颈肩疼痛等局部病症外，还善于治疗肺部病症。

【主治疾病】咳嗽、气喘、咯血、骨蒸潮热、支气管炎、肺炎、肺结核、荨麻疹、皮肤瘙痒症等。

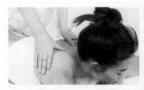

定位 位于背部，当第3胸椎棘突下，后正中线旁开1.5寸。

【按摩方法】用拇指指腹按揉肺俞穴100～200次，每天坚持，能够治疗肺部疾病。

肝俞

▶肝胆疾患的克星

【穴位解析】肝俞穴是治疗肝胆病症的要穴,如黄疸、胁痛,同时对脊背疼痛及目赤肿痛、视物模糊、迎风流泪等目系疾患有作用。患有乳腺增生的女性刺激肝俞穴可起到疏肝解郁、散结止痛之功效。

【主治疾病】黄疸、胁痛、胃痛、吐血、眩晕、夜盲、癫狂、脊背痛、肝炎、胆囊炎、神经衰弱等。

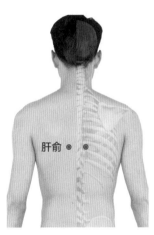

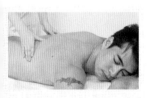

【按摩方法】用拇指指腹按揉肝俞穴100～200次,每天坚持,能够治疗咳嗽、口苦。

定位 位于背部,当第9胸椎棘突下,后正中线旁开1.5寸。

肾俞

▶肾脏疾患之要穴

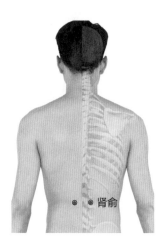

肾俞

【穴位解析】肾俞穴指肾脏的寒湿水气由此外输膀胱经，有外散肾脏之热的作用。按摩肾俞穴，可以治疗肝肾、膀胱疾患，现代常用于治疗肾炎、肾绞痛、性功能障碍、腰部软组织损伤等病症。

【主治疾病】遗精、阳痿、遗尿、泄泻、头昏、目眩、耳鸣、水肿、腰痛、肾炎、坐骨神经痛。

定位 位于腰部，当第2腰椎棘突下，后正中线旁开1.5寸。

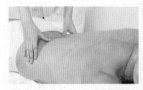

【按摩方法】用拇指按揉肾俞穴100～200次，每天坚持，能够改善月经不调、阳痿等症状。

命门

▶补肾壮阳保健穴

【穴位解析】现代医学表明，命门之火就是人体阳气，命门火衰之病与肾阳不足证多为一致，补命门的药物又多具有补肾阳的作用，所以锻炼命门穴可强肾固本、温肾壮阳、强腰膝、延缓人体衰老。

【主治疾病】腰脊强痛、遗精、阳痿、月经不调、痛经、带下、痔血、脱肛、下肢痿痹等。

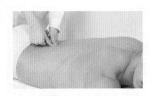

【按摩方法】用拇指指腹揉按命门穴100～200次，长期坚持按摩，可培元补肾、强健腰脊。

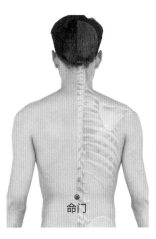

命门

定位 位于腰部，后正中线上，第2腰椎棘突下凹陷中。

▶感冒好得快

身体有大药

感冒又称"伤风"，是多种病毒引起的呼吸道疾病。风寒感冒表现为发热轻、流清涕、吐清痰等。风热感冒表现为发热重、恶寒轻、流黄涕等。

【选穴分析】风无处不在，随时可能侵袭人体，使人"伤风"，受凉了是风寒，化热了为风热。因此，感冒祛风使体表经络通畅很重要。取风池、攒竹、合谷3穴以疏风解表、醒脑止头痛；捏推颈筋，以缓解感冒引起的头后部疼痛。按迎香穴，则宣通鼻窍，散鼻塞。

穴位定位

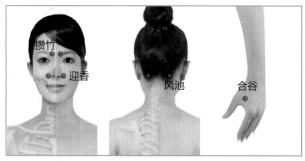

按摩方法

1 **拿捏▶ 风池**

用拇指和示指、中指拿捏风池穴30次，再用拇指用力按揉风池穴30次。

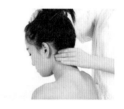

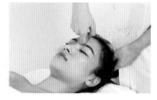

2 **点按▶ 迎香**

用双手示指指腹点按两侧迎香穴100次，以穴位局部有酸胀痛感为宜。

3 **点按▶ 攒竹**

示指扣拳，用示指第2关节点按两侧攒竹穴150次，以穴位局部有酸胀感即可。

4 **掐按▶ 合谷**

将拇指和示指相对置于合谷穴处，用掐法分别稍用力掐按左右合谷穴5~7次。

▶支气管炎不再犯

急需两手抓

支气管炎是指气管、支气管黏膜及其周围组织的慢性非特异性炎症，以长期咳嗽、咳痰、喘息以及反复呼吸道感染为特征。

【选穴分析】本病是机体时有外邪侵袭、体内正气较为虚弱，正邪双方胶着于肺与气管部位迁延不愈。依中医"急则治其标，缓则治其本"的原则，病症发作期，取肺俞、中府、列缺、丰隆等穴以宣肺化痰。病症稳定时，取肺俞、膻中、气海等穴以健脾益气，增强免疫力。

穴位定位

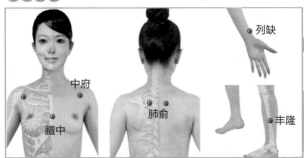

按摩方法

1 按揉▸ 中府、膻中
用拇指指腹按揉中府穴0.5～1分钟。再用右手手掌按揉膻中穴1分钟。

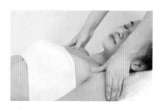

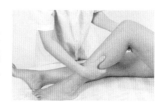

2 按压▸ 列缺
一手握住患者的手掌，另一手拇指指腹按压列缺穴1分钟，以潮红发热为佳。

3 揉按▸ 丰隆
将拇指放在丰隆穴上，其余4指附于腿部，揉按此穴3～5分钟，有酸痛感为宜。

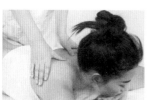

4 点揉▸ 肺俞
将拇指指腹放在背部的肺俞穴上点揉1分钟，以穴位局部有酸胀感为佳。

▶哮喘患者须保养

预防治疗均重要

哮喘是指喘息、气促、咳嗽、胸闷等症状突然发生，或原有症状急剧加重，常有呼吸困难，以呼气量降低为其发病特征。

【选穴分析】哮喘的病机，是由于气机的升降出现失常，使肺气失宣、失降、失纳所致。因此对哮喘的治疗，关键在于理顺气机，取天突穴及列缺穴以清宣肺气、调理气机。哮喘常伴有痰喘，按摩曲池穴以清热化痰。当哮喘急性发作时，按揉内关穴可稳定情绪，缓解痉挛。

穴位定位

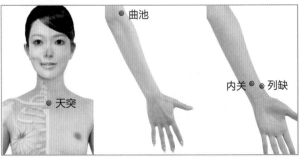

── 按摩方法 ──

1 按揉▶ 天突

右手示指与中指并拢，两指指尖放在天突穴处，环形按揉50次，力度轻柔。

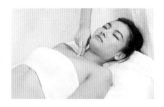

2 揉按▶ 列缺

双手拇指放在患者两侧手臂前，揉按列缺穴3~5分钟，有酸痛感为宜。

3 揉按▶ 曲池

双手拇指放在患者两侧手臂前，揉按曲池穴3~5分钟，以有酸痛感为宜。

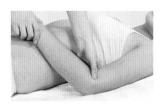

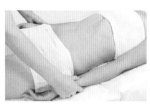

4 揉按▶ 内关

用双手拇指指腹揉按内关穴，揉按3~5分钟，力度轻柔，以局部潮红发热为佳。

▶胸闷憋得慌

人体自有速效丸

胸闷是一种自觉胸部闷胀及呼吸不畅的主观感觉，轻者可能是心脏、肺功能失调引起，重者为心肺二脏的病症引起。

【选穴分析】胸闷为人体主观感觉，中医归为心与神志，按摩胸部穴位膻中、中庭、膺窗、天池等，能有效舒畅心胸气机，缓解闷胀疼痛。胸部和腹部由横膈膜隔开，胸部有心肺，腹上部有肝、脾、胃。按摩期门，能很好地调理胸腹气机，缓解腹胀及横膈膜上移导致的胸闷。

穴位定位

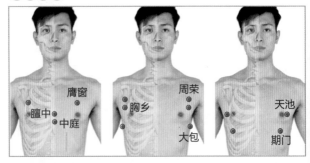

按摩方法

1 抚▶胸

两手4指并拢，用指腹抚摩胸口，右手向右旋转，左手向左旋转，各50圈。

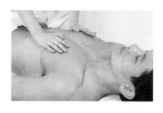

2 提擦▶ 大包、期门、天池

将手掌按在胁肋上，用力往上提擦大包穴、期门穴、天池穴各30次。

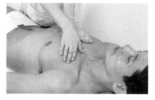

3 提擦▶ 胸乡、周荣

以两手同时用力往上提擦胸乡穴、周荣穴至胸脯上，同时深吸气，有热感为宜。

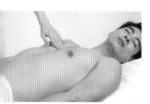

4 推搓▶ 膺窗、膻中、中庭

用手掌推搓膺窗穴、膻中穴、中庭穴，再往下搓擦胁肋，同时深呼气。

▶胸膜炎常发作

特效穴来助呼吸

胸膜炎临床主要表现为胸痛、咳嗽、胸闷、气急，甚则呼吸困难，感染性胸膜炎或胸腔积液继发感染时，可有恶寒、发热。

【选穴分析】胸膜炎为体内炎症，中医疗法多为清肝利胆、消炎利尿、通络散结，故按摩膺窗穴、大包穴可达到清肝利胆之效。按摩或中穴、郄门穴能有效地消炎利尿、通络散结。胸膜炎的积液多积聚在胸部下端，还可以加按胸部中下段的穴位，可有效防止胸膜粘连。

穴位定位

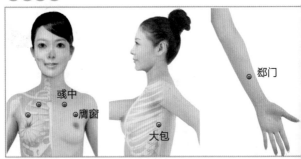

郄门

或中

膺窗

大包

按摩方法

1 揉按▶ **或中**

用双手示指按压或中穴，先顺时针方向揉按3分钟，再逆时针方向揉按3分钟。

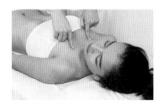

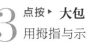

2 揉按▶ **膺窗**

用拇指指腹揉按膺窗穴3~5分钟，揉按过程中以穴位局部有酸麻胀痛感为宜。

3 点按▶ **大包**

用拇指与示指、中指相对成钳形用力点按大包穴，持续点按2分钟。

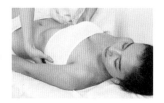

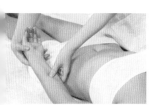

4 揉按▶ **郄门**

用拇指指腹揉按郄门穴，揉按3~5分钟，以穴位局部潮红发热为宜。

▶肺炎频犯病

揉揉按按咳嗽停

　　肺炎是指终末气道、肺泡和肺间质等组织病变所发生的炎症。临床表现为寒战、高热、咳痰，部分患者可伴胸痛或呼吸困难。

【选穴分析】肺炎多有咳嗽症状，首先选取天突这个与气管关系密切的穴位，清降肺气、止咳平喘。此外，肺位于胸中，胸腔为气体停留之地，所以取中府穴，清净胸腔，畅达气机。膻中穴有宽胸理气、利肋镇痛的作用，对于感冒、咳嗽引起的胸痛、胸闷有较好的疗效。

穴位定位

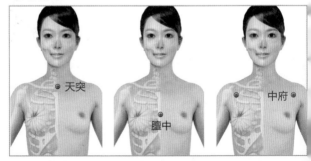

天突　　膻中　　中府

---------- **按摩方法** ----------

1 **按揉▸ 天突**

将示指与中指并拢，其余3指弯曲握拳，两指指尖放在天突穴上环形按揉50次，力度轻柔，速度适中。

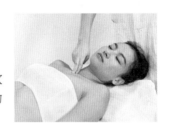

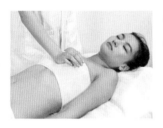

2 **揉按▸ 膻中**

用大鱼际或掌根贴于膻中穴，逆时针方向揉按3~5分钟，以有胀麻感向胸部扩散为宜。

3 **揉按▸ 中府**

将双手示指、中指并拢，用两指指腹同时揉按中府穴2~3分钟，力度轻柔，速度适中。

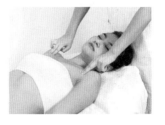

▶ 不容忽视空调病

疏散风热解酸痛

空调病又称"空调综合征"，指长时间在空调环境下工作学习的人，因空气不流通，环境不佳，出现头昏、打喷嚏、乏力等症状。

【选穴分析】空调病一般会出现身体疲劳无力、头痛、头昏、记忆力减退等症状，按摩百会、印堂、太阳这3个穴位，可疏通头部的经络气血、镇静心神、缓解疲劳。患空调病后，可感觉风池处有凉嗖嗖的感觉，用力按摩至出汗，可迅速缓解颈项酸痛症状。

穴位定位

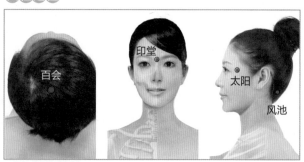

百会

印堂

太阳

风池

按摩方法

1 **轻按▶ 百会**

用中指指腹轻按百会穴,顺时针方向揉按1分钟,再逆时针方向揉按1分钟。

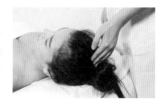

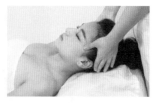

2 **点按▶ 印堂**

将中指点按在印堂穴上,以顺时针方向做回旋动作1分钟。

3 **揉按▶ 太阳**

两手拇指按在两侧太阳穴上,以顺时针方向揉按1分钟,以局部有酸痛感为宜。

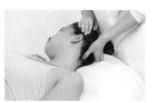

4 **揉按▶ 风池**

将拇指指腹放在风池穴上揉按1~3分钟,以局部有酸胀感、微微出汗为宜。

▶中医调治冠心病

膻中理气活血好

冠心病是由冠状动脉发出现粥样硬化，导致心肌缺血的一种疾病。在临床上主要表现为心绞痛、心律不齐、心肌梗死及心力衰竭等。

【选穴分析】冠心病发生的主要原因，是冠状动脉粥样硬化以后造成的心肌缺血，即中医所说的气滞血瘀、胸脉痹阻，因而治疗该病首先可取大椎、膻中、心俞、神堂、巨阙等穴，宽胸理气、活血通络；取内关穴养心血、通心脉；取气海穴、关元穴温阳行气、化瘀镇痛。

穴位定位

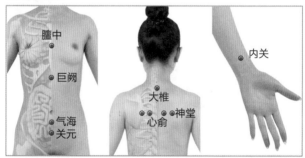

膻中
巨阙
气海
关元
大椎
心俞
神堂
内关

按摩方法

1 **按揉▶ 大椎、心俞、神堂**
用中指按揉大椎穴1~2分钟。再将3指合并放于心俞穴、神堂穴上点揉3分钟。

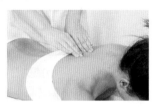

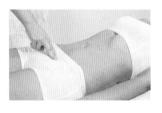

2 **按揉▶ 膻中、巨阙**
将示指、中指、无名指放于膻中穴上，按揉1~2分钟。再点揉巨阙穴3分钟。

3 **轻揉▶ 气海、关元**
将示指、中指并拢放于下腹部气海穴至关元穴上，轻揉穴位5分钟。

4 **揉按▶ 内关**
将双手拇指放于两侧内关穴上，揉按3~5分钟，以穴位局部有酸痛感为宜。

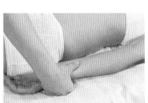

▶心律失常早治疗

穴位帮你安心神

心律失常在中医学中属于"心悸"的范畴，发生时，患者自觉心跳快而强，并伴有胸痛、胸闷、喘息、头晕和失眠等症状。

【选穴分析】中医学认为，治疗心律失常首要任务就是益气养血、宁心安神。故按摩时，取后溪穴调任脉阴血以养心气，温胸中之气以推心血；取通里穴温通心阳、补益心气。心慌心悸时，应安抚心神，此时可按摩内关、中冲两穴，以安心神。

穴位定位

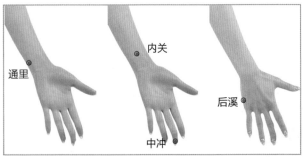

按摩方法

1 揉按▶ **后溪**

将拇指指腹放于后溪穴上，揉按5分钟，以穴位局部有酸痛感为宜。

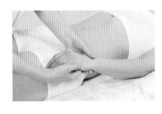

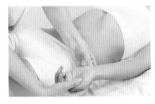

2 揉按▶ **通里**

伸出拇指放于前臂掌侧的通里穴上，揉按3~5分钟，以穴位局部有酸痛感为宜。

3 揉按▶ **内关**

掌心朝上，拇指放于两侧内关穴上，揉按3~5分钟，有酸痛感为宜。

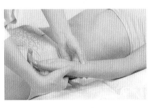

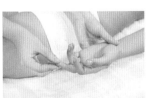

4 揉按▶ **中冲**

将拇指指尖放于中冲穴，示指顶于中指指甲面，揉按3分钟。

▶ 风湿性心脏病

预防治疗两手抓

风湿性心脏病是指由于风湿热活动，累及心脏瓣膜而造成的心脏病变。主要病因是由于A组溶血性链球菌感染引起，属于自身免疫病。

【选穴分析】风湿性心脏病易导致气滞血瘀、胸脉痹阻，应及时疏通血脉。治疗此病，首先可取心俞穴，宽胸理气、活血通痹，促进血液循环，改善心功能。取内关穴、大陵穴，可以益心气、养心血、通心脉、理气镇痛。平时多按揉三阴交穴，能起到理气、活血的保健功效。

穴位定位

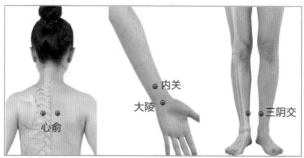

按摩方法

1 揉按▶ **心俞**
4指合拢做支撑点，拇指放在心俞穴上，用拇指指腹揉按心俞穴3~5分钟。

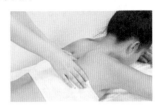

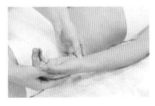

2 揉按▶ **内关**
将拇指指腹放在内关穴上，其余4指附于手臂上，力度由轻渐重揉按2~3分钟。

3 掐按▶ **大陵**
用拇指指尖掐按大陵穴，有刺痛感，左右各掐按2~3分钟。

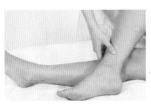

4 按揉▶ **三阴交**
将拇指指尖放在小腿内侧的三阴交穴上，按揉3~5分钟，有酸麻胀痛感。

▶贫血体力差

保健穴来调气血

贫血是指人体外周血红细胞容量减少，低于正常范围下限的一种常见的临床症状。其主要表现为头昏、耳鸣、失眠、记忆力减退等。

【选穴分析】中脘穴、神阙穴有调理脾胃、补中益气、通经活络、扶正祛邪之功能，能改善消化功能，对消化吸收不良引起的贫血、气血不足有改善和调理作用。血海穴能益气摄血、活血止血、清肝理脾以统血，改善血液循环。膻中穴能宽胸理气、生津增液。

穴位定位

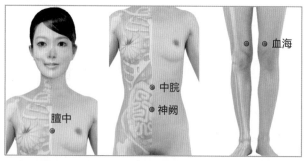

血海

中脘

神阙

膻中

按摩方法

1 **推▶ 膻中**

两手10指相交叉，横置按于膻中穴上，稍用力推至腹尽处，共推20次。

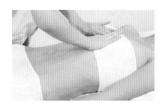

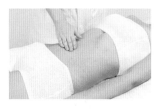

2 **推▶ 中脘**

将右手掌按在中脘穴上，用掌根稍用力推胃脘，先左后右，往返10次。

3 **摩▶ 神阙**

除拇指外的4指置于神阙穴上，先逆时针方向摩动30圈，再顺时针方向摩动30圈。

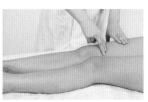

4 **按揉▶ 血海**

将示指、中指按在血海穴上，以顺时针方向作旋转按揉1分钟，力度柔和。

▶ 高血压不用愁

中医按摩效果好

高血压病是以动脉血压升高为临床主要表现的慢性全身性心血管疾病，血压高于140/90mmHg即可诊断为高血压。

【选穴分析】中医经络学指出，脚心是肾经涌泉穴部位，经常用手掌摩擦脚心，能健肾、理气，对高血压病有很好的疗效。百会穴能平衡阴阳之气，缓解头昏目眩。曲池穴可清热祛风通经络，是高血压"风邪气滞"的天敌。桥弓穴可调节人体血压，使人心率减慢，血压下降。

穴位定位

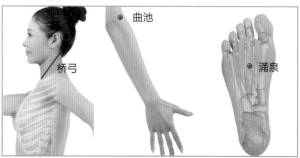

曲池

桥弓

涌泉

按摩方法

1 推按▶ 桥弓

将示指、中指、无名指并拢，用指端由上而下推按桥弓穴1分钟，然后进行揉、拿，操作3分钟。

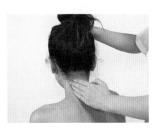

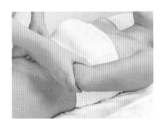

2 搓擦▶ 涌泉

用手掌搓擦涌泉穴36次，以穴位局部有发热感为宜，再屈伸脚趾数次，然后静坐10~15分钟。

3 揉按▶ 曲池

用拇指指腹稍用力揉按曲池穴1~3分钟，以穴位局部有酸胀感为度，先左后右。

▶低血压头晕眩

穴位按摩来调理

低血压，指血压值小于90/60mmHg，病情轻微者有头晕、食欲不振、疲劳、脸色苍白等症状，严重者会出现眩晕、心律失常等症状。

【选穴分析】低血压系脾肾两亏、气血不足、清阳不升、髓海空虚所致，治疗以补肾益精、补益气血为原则。百会穴可安神定志、升阳举陷；天柱穴可化气壮阳，治疗头痛；合谷穴可升提血压、疏风解表、开窍醒神。另外，曲池穴可调气血，阳池穴能舒筋通络，足三里穴能补益气血。

穴位定位

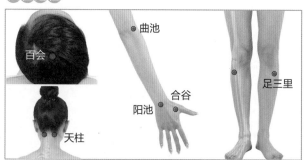

百会

天柱

曲池

合谷

阳池

足三里

—— 按摩方法 ——

1 揉按▶ **百会**
将示指、中指放在百会穴，以顺时针方向揉按50次，再逆时针方向揉按50次。

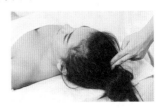

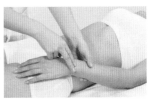

2 揉按▶ **天柱**
将示指和中指并拢，用两指指腹揉按天柱穴50次，以穴位局部潮红发热为度。

3 揉按▶ **曲池、阳池、合谷**
用示指、中指指腹揉按曲池穴、阳池穴各50～100次。再挟提合谷穴30～50次。

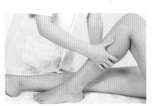

4 按揉▶ **足三里**
用拇指指腹按揉足三里穴50次，以穴位局部感觉酸胀为宜。

▶巧治高血脂

活血通络是关键

血脂主要指血清中的胆固醇和甘油三酯（又称三酰甘油，全书同）。无论是胆固醇含量增高，还是甘油三酯的含量增高，或是两者皆增高，统称为高脂血症。

【选穴分析】中医学认为高血脂多因气机不畅、瘀血阻滞所致，治疗则需活血化瘀、理气通络。按摩腹部可促进血液循环、促进胃肠蠕动助消化。膻中穴理气止痛、生津增液；上脘穴和中降逆、升发胃气；中脘穴和胃健脾、降逆利水；建里穴调健脾胃；关元穴补肾培元；气海穴行气散滞。

穴位定位

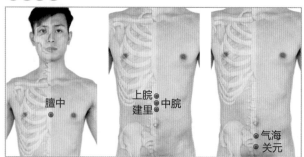

膻中　　上脘　中脘　建里　　气海　关元

按摩方法

1 摩▶ 腹

用右手手掌按摩腹部，先顺时针方向摩动36次，再逆时针方向摩动36次，以温热舒适为宜。

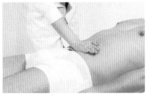

2 按揉▶ 膻中

将示指、中指、无名指并拢放在胸前膻中穴上，按揉1～2分钟，力度柔和。

3 推揉▶ 上脘、中脘、建里

将示指、中指、无名指并拢，推揉上腹部的上脘穴、中脘穴、建里穴各2～3分钟。

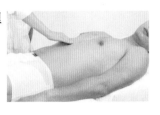

4 揉按▶ 关元、气海

将示指、中指并拢，用两指指腹揉按关元穴和气海穴各3分钟，力度柔和。

▶糖尿病要耐心调
中医疗法很方便

糖尿病是由于血中胰岛素相对不足，导致血糖过高，出现糖尿，进而引起脂肪和蛋白质代谢紊乱的常见的内分泌代谢性疾病。

【选穴分析】糖尿病属于中医消渴范畴，多由体质因素、忧思郁怒、外感邪毒、劳倦损伤等多种因素所致。脾俞穴可利湿升清、健脾和胃、益气壮阳；胃俞穴可散发胃腑之热、健脾和胃、宽中降逆；三焦俞穴可强身健腰；肾俞穴可调节泌尿系统。诸穴合用，快速调理糖尿病。

穴位定位

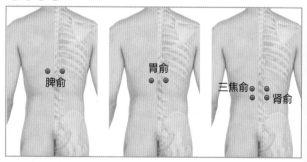

脾俞

胃俞

三焦俞　肾俞

按摩方法

1 点揉▶ 脾俞

将双手拇指指腹同时放在脾俞穴上，点揉3~5分钟。

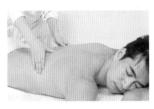

2 点按▶ 胃俞

将双手示指、中指紧并，放在胃俞穴上，同时点按此穴2~3分钟。

3 压揉▶ 三焦俞

将双手拇指同时放在三焦俞穴上，其余4指附于腰部压揉，以局部有酸胀感为宜。

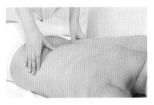

4 揉按▶ 肾俞

将双手交叠，放在肾俞穴上，用手掌根部揉按穴位1~3分钟，以有酸胀感为宜。

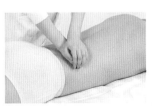

▶疲劳综合征添不适

按摩也能增营养

疲劳综合征即慢性疲劳综合征。患者心理方面的异常表现要比身体方面的症状出现得早，疲劳感多源于体内的各种功能失调。

【选穴分析】因本病症为自限性疾病，多数患者靠自我调节而康复，故按摩气海穴、足三里穴以健脾益气、增加营养、增强抵抗力；若是咽干疼痛，可取列缺穴清肺利咽；合谷穴能健脾胃、止疼痛、镇静安神、行气血、通经络，全面缓解疲劳综合征引起的不适。

穴位定位

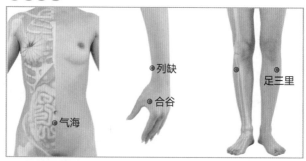

列缺
合谷
气海
足三里

按摩方法

1 按揉 ▸ 气海

将右手示指、中指、无名指并拢，放置下腹部气海穴上，以环形按揉5分钟。

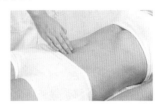

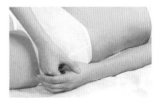

2 揉按 ▸ 列缺

将拇指指腹放在列缺穴上，其余4指附于手臂上，揉按列缺穴3分钟。

3 掐揉 ▸ 合谷

将拇指放于合谷穴上，其示指顶于掌面掐揉3分钟，以穴位局部有酸胀感为宜。

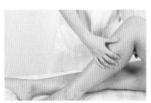

4 揉按 ▸ 足三里

将拇指指腹放于足三里穴上，其余4指附于腿部，稍用力揉按1~2分钟。

▶胃痛真要命

特效穴马上调

胃痛，指上腹胃脘部近心窝处发生疼痛，是临床上一种常见病症。引起胃痛的原因有胃炎，胃、十二指肠溃疡等。

【选穴分析】经常犯胃病，痛起来剧烈难忍，药物见效不大，可以试试按揉穴位来缓解疼痛。治疗胃痛，中医取中脘、内关、外关、足三里等穴，将胃脘部近端取穴与远端循经取穴相结合，按摩以上穴位，可帮助快速缓解胃痛、胃痉挛症状。

穴位定位

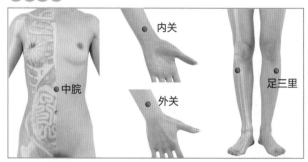

按摩方法

1 按揉▸ 中脘

将示指与中指并拢，放于中脘穴上，以环形按揉2分钟，力度适中。

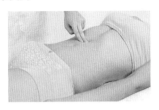

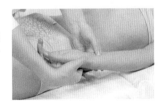

2 按压▸ 外关

将拇指指腹放在外关穴上，按压1～2分钟，以穴位局部有酸胀感为宜。

3 点按▸ 内关

用拇指点按内关穴2分钟，力度适中，有酸胀感为宜。

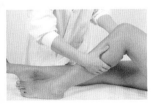

4 压揉▸ 足三里

将拇指指腹放在下肢足三里穴上，用微力压揉3分钟。

▶胃痉挛疼痛难忍

穴位一按疼痛止

胃痉挛就是胃部肌肉抽搐，主要表现为上腹痛、呕吐等。胃痉挛是一种症状，不是疾病。出现胃痉挛时，应对症治疗，解痉止痛。

【选穴分析】内关穴是胸腹不适时的急救要穴，能调节自主神经和胸腹气机，有理气宽胸、和胃降逆的作用，有效缓解胃痉挛。内关穴配合足阳明胃经上的梁丘穴、足三里穴、解溪穴使用，其祛痛和胃效果更佳。三阴交穴是三经交会点，可以调补肝脾肾、健脾养胃。

穴位定位

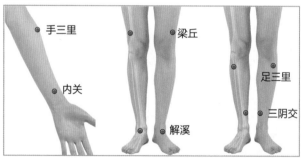

按摩方法

1 **按压▶ 梁丘**

用拇指指腹按压梁丘穴3分钟。力度要由轻而重，持续一段时间，再慢慢放松。

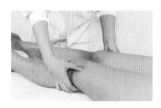

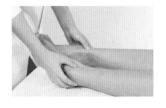

2 **点按▶ 足三里**

用手指指腹点按足三里穴，两侧以顺时针方向做回旋动作约3分钟。

3 **按揉▶ 三阴交、解溪**

用拇指指腹按揉三阴交穴约3分钟，力度适中。再用拇指指腹点按解溪穴3分钟。

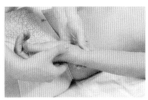

4 **按揉▶ 内关、手三里**

用拇指顺时针方向按揉内关穴1分钟。再用示指关节按压手三里穴约2分钟。

▶消化不良腹胀满

健脾和胃是根本

消化不良是由胃动力障碍所引起的病症，也包括胃蠕动不好的胃轻瘫和食管反流病。其主要表现为上腹痛、早饱、腹胀、嗳气等。

【选穴分析】消化不良病症在胃，故按摩中脘、足三里两穴健脾和胃，以治疗根本。本病症常伴有恶心、呕吐、失眠、焦虑的症状，按摩内关穴可以和胃止呕、宁心安神。当出现腹胀、腹痛时，顺时针方向按摩腹部气海穴、关元穴可畅通大肠气机，通畅腑气，帮助排便。

穴位定位

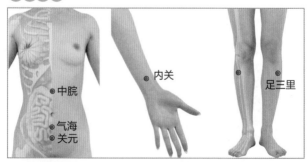

中脘

气海

关元

内关

足三里

按摩方法

1 按揉▶ 中脘

将双手重叠紧贴于中脘穴,按揉1~2分钟,以局部有温热舒适感为宜。

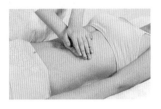

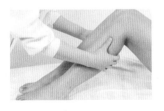

2 按摩▶ 气海、关元

将双手掌重叠贴于小腹的气海穴、关元穴,按摩1~2分钟。

3 按揉▶ 足三里

将双手拇指贴于两侧足三里穴上,按揉1~2分钟,有酸胀感为宜。

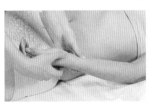

4 按揉▶ 内关

将拇指指腹紧贴于内关穴上,揉按1~2分钟,左右两臂穴位交替进行。

▶打嗝停不下

按按降逆要穴

　　打嗝，中医称之为呃逆，指气从胃中上逆，喉间频频作声，声音急而短促，是生理上常见的一种现象，由横膈膜痉挛收缩引起。

【选穴分析】本病病位在膈，内关穴可宽胸利膈、畅通三焦气机，为降逆要穴；天突穴可利咽止呃；膻中穴位近膈，又为气会穴，功擅理气降逆；翳风穴为止呃要穴，按摩可聪耳通窍、散内泄热；耳部有多处反射区和敏感点，按摩耳部有助于消化，并有强肾健脾之功，可治打嗝。

穴位定位

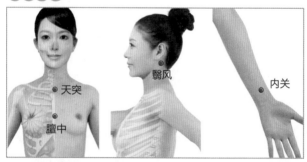

天突　膻中　翳风　内关

按摩方法

1 **按压▶ 内关**

用拇指指腹按压内关穴5～10分钟，力度稍重，以穴位局部有酸胀感为宜。

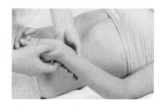

2 **拉▶ 耳垂**

用双手的拇指和示指紧紧捏住左右耳垂，同时稍用力将耳垂向下拉，重复多次。

3 **揉按▶ 天突、膻中**

将右手拇指指腹依次放置于天突穴、膻中穴处，各用力揉按1分钟。

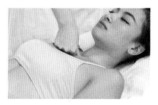

4 **按压▶ 翳风**

双手示指按压两侧翳风穴，同时患者屏住呼吸30秒，然后深呼吸，操作数次。

▶腹胀不轻松

穴位按按马上消

腹胀是一种常见的消化系统症状。引起腹胀的原因主要见于胃肠道胀气、各种原因所致的腹水、腹腔肿瘤等。

【选穴分析】腹胀是临床上常见的消化系统症状。中医学认为，腹胀多由脾胃虚弱或肝胃气滞导致气机升降失常，浊气上逆所致。按摩穴位，可有助于减轻腹胀。如按摩建里穴、足三里穴可助脾胃运化；按摩合谷穴、太冲穴、肩井穴，可使气机通畅、腹胀消除。

穴位定位

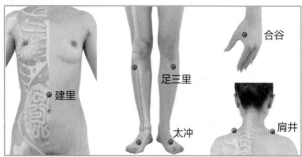

按摩方法

1 拿捏▶ **肩井**

用拇指与示指、中指相对成钳形用力，捏住肩井穴，拿捏约数十次。

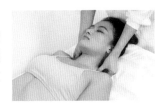

2 按压▶ **建里**

用中指抵住建里穴，用力按压，并同时用上臂发力，进行颤抖，按压约0.5分钟。

3 掐按▶ **合谷**

用一只手的拇指掐按合谷穴数十次。掐按时由轻至重，使其作用力由浅至深。

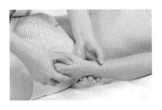

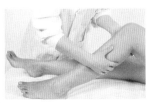

4 掐揉▶ **足三里、太冲**

用拇指指腹掐揉足三里穴2分钟。再用拇指指腹来回推按太冲穴，有刺痛感即可。

▶腹泻体虚弱

穴位化湿生阳气

腹泻是大肠疾病最常见的一种症状，它是指排便次数明显超过日常习惯的排便次数，粪质稀薄，水分增多，每天排便总量超过200克。

【选穴分析】中医学认为，腹泻发生的主要原因不是外感湿浊之邪，就是体内水湿不化，重点在于"湿"。人体中运化水湿最重要的脏器为脾、胃与小肠，按摩中脘、天枢、大巨、水分等穴可以健脾和胃。若为肾虚型腹泻，则可取关元、肾俞、命门等穴，可补肾阳、益火止泻。

穴位定位

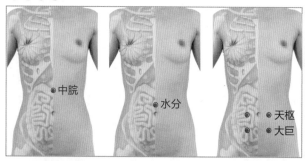

◎中脘

◎水分

◎天枢
◎大巨

━━ 按摩方法 ━━

1 **按揉▸ 中脘、关元**

用大小鱼际处以打圈的方式按揉中脘穴,按揉5分钟。再用拇指点按关元穴3~5分钟,力度适中。

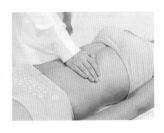

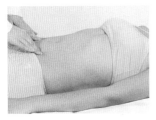

2 **按揉▸ 天枢、大巨**

将双手示指、中指、无名指、小指并拢,用指尖按揉天枢穴、大巨穴各5分钟,以温热舒适为宜。

3 **揉按▸ 水分**

将示指、中指、无名指并拢,用手臂的力度揉按水分穴1~3分钟,以局部潮红发热为佳。

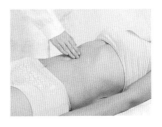

▶便秘轻松除

多点肚脐和下肢

便秘是临床常见的一种复杂症状，而不是一种疾病，主要指排便次数减少、粪便量减少、粪便干结、排便费力等。

【选穴分析】便秘多为肠道问题。按摩腹部气海穴，通过温热刺激能使肠道充血、分泌黏液增加、蠕动加快，使大便湿润，更容易排出。足三里穴是治疗胃肠病症的特效穴，此穴对虚秘、实秘都有效，能增强人体正气，调理胃肠功能，减少便秘的发生，促进排气排便。

穴位定位

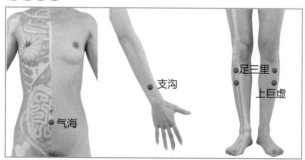

足三里

支沟

上巨虚

气海

—— 按摩方法 ——

1 按压▸ **支沟**

将拇指指尖放在前臂背侧的支沟穴上，每次按压5分钟，每天3次，力度适中。

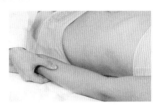

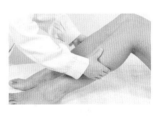

2 压揉▸ **足三里**

将拇指指尖放在下肢足三里穴上，微用力压揉3分钟。

3 压揉▸ **上巨虚**

将拇指指尖放在下肢上巨虚穴上，压揉1~3分钟，以局部有酸胀感为宜。

4 按揉▸ **气海**

将示指、中指、无名指并拢，放在下腹部气海穴上，力度轻柔，按揉5分钟。

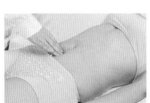

▶痔疮不用愁

特效穴来帮忙

痔疮又称痔核，是肛肠科最常见的疾病。临床上痔疮分为3种：位于齿线以上的为内痔，肛门齿线外的为外痔，二者混合存在的称混合痔。

【选穴分析】百会穴位于头顶，此穴是提升阳气的要穴，痔疮常伴有肛门坠胀、肛门肿物凸出，按摩百会穴，能减轻痔疮的坠胀感和抑制肿物凸出。痔疮内血流缓慢，常形成静脉团肿块，按摩气海穴、中极穴，能加快盆腔内血液循环，缓解痔疮病状，加快痔疮的自行消除。

穴位定位

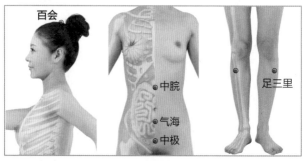

百会

中脘

气海

中极

足三里

按摩方法

1 分推▶腹

搓热双掌由下至上、由里至外分推腹部10次，再以单掌按住腹部轻揉3分钟。

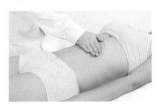

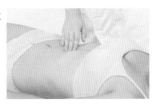

2 按压▶百会

用示指、中指指腹在百会穴上稍用力向下按压1~3分钟，以局部有酸胀感为宜。

3 按压▶中脘、气海、中极

用示指、中指指腹按揉中脘穴、气海穴、中极穴，每穴各操作1分钟。

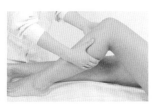

4 按压▶足三里

用拇指指腹在足三里穴上用力向下按压，左右各按压3分钟。

▶脱肛别担心

试试身体良药

脱肛又称直肠脱垂，是直肠黏膜或直肠壁全层脱出于肛门之外的病症。临床上可根据其脱垂程度分为部分脱垂和完全脱垂。

【选穴分析】中医学认为，脱肛是由于气虚下陷、不能固摄或湿热蕴结、肛肠坠胀，以致肛管直肠向外脱出。按摩滑肉门穴、天枢穴，可升阳举陷，改善肛肌收缩力；气海穴、关元穴位于中下腹部，按摩能温中益气、行气化湿、补虚固托。按摩此4穴，能益气升阳、通络化浊、止脱回固。

穴位定位

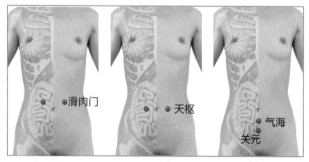

滑肉门

天枢

气海

关元

—— 按摩方法 ——

1 按揉▶ 滑肉门

用双手拇指同时附在两侧滑肉门穴上，其余手指紧贴腹部，以顺时针方向按摩，每次按揉3~5分钟。

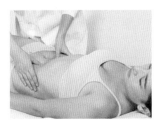

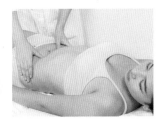

2 按揉▶ 天枢

双手拇指同时附在两侧天枢穴上，其余手指紧贴腹部，以顺时针方向，按揉2~3分钟。

3 点按▶ 气海、关元

将示指、中指、无名指并拢，垂直向下点按气海穴、关元穴各50次，可逐渐加大力度，再逐渐减轻力度。

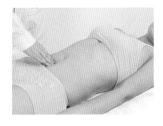

▶脂肪肝随手治

巧按穴位可降脂

脂肪肝指由于各种原因引起的肝细胞内脂肪堆积过多的病变，在经常失眠、疲劳、不思茶饭、胃肠功能失调的亚健康人群中发病较多。

【选穴分析】脂肪肝多与体内营养过剩或代谢紊乱有关，中医归于肝脾肾失调，按摩足三里穴、内关穴、外关穴，能疏肝健脾、调理胃肠，调节内分泌，促进新陈代谢，减少能量过剩。肝炎穴是治疗肝病的经验穴，常按此穴有助于防治脂肪肝。

穴位定位

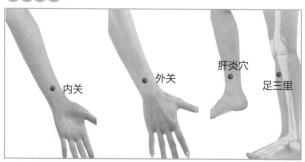

内关　　　外关　　　肝炎穴　　　足三里

按摩方法

1 **按压▸ 内关**

用拇指按压内关穴，持续5分钟，使局部有酸胀感为度，有时可向指端放射。

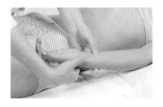

2 **揉按▸ 外关**

用拇指指腹揉按外关穴，左右共揉按3～5分钟，揉按后局部有酸麻胀痛感为佳。

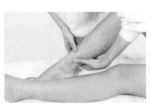

3 **按压▸ 足三里**

用拇指指腹按压双侧足三里穴，按压2～3分钟，以局部有酸麻胀痛感为佳。

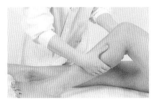

4 **揉▸ 肝炎穴**

将拇指指腹放在内踝尖上2寸之肝炎穴处进行圆形揉动。

▶胆结石要治疗

不花钱也能调

胆结石是指发生在胆囊内的结石所引起的疾病，是一种常见病，随着年龄增长，其发病率也逐渐升高，且女性明显多于男性。

【选穴分析】胆结石容易刺激胆囊黏膜，引起慢性或急性炎症，产生疼痛。按摩期门穴、阳陵泉穴、太冲穴，能疏肝利胆、行气止痛，使胆汁分泌顺畅，减少胆结石的发病率。加以按摩足少阳胆经的丘墟，能调节肝胆功能，增强体质，抵抗邪毒，减少感染所致胆囊炎症。

穴位定位

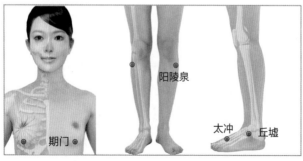

阳陵泉

太冲 丘墟

期门

按摩方法

1 揉按▶ **期门**

用手掌鱼际揉按期门穴，力度适中，揉按1~2分钟，以穴位局部有酸胀感为宜。

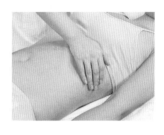

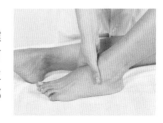

2 揉按▶ **阳陵泉**

双手同时揉按阳陵泉穴，用力要均匀，揉按1~3分钟，揉按后以局部有酸麻胀痛感为宜。

3 点按▶ **丘墟、太冲**

用拇指指腹点按丘墟穴、太冲穴，力度可稍重一些，每个穴位点按1~2分钟，局部出现酸胀感即可。

▶前列腺炎痛要医治

任脉可救急

前列腺炎是由多种复杂原因及诱因引起的前列腺病症，临床以尿道刺激症状和慢性盆腔疼痛为其主要表现。

【选穴分析】任脉主一身之阴，水液属阴，故任脉作为水液总管，有通利水道的作用，所以可取任脉中脘穴。按摩水道穴、大肠俞穴，有运化水湿、通利水道的作用，刺激此二穴，还能祛湿逐瘀、消肿散结，使患者解小便自如，缓解疼痛。

穴位定位

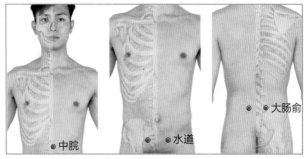

中脘　水道　大肠俞

按摩方法

1 揉按▶ 中脘

手半握拳，拇指伸直，将拇指放在中脘穴上，用指腹适当用力揉按1分钟，以局部有酸胀感为宜。

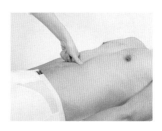

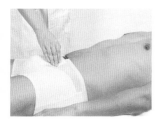

2 点按▶ 水道

将除拇指外的4指合拢，用4指指腹点按水道穴1~3分钟，先左后右，以穴位局部有酸胀感为宜。

3 揉按▶ 大肠俞

用手掌根部的力量揉按大肠俞穴1~3分钟，力度均匀适中，以穴位局部出现红热为度。

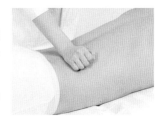

▶膀胱炎惹烦恼

穴位还你畅快淋漓

膀胱炎是泌尿系统最常见的疾病，它是由细菌感染、过于劳累、受凉、长时间憋尿、性生活不洁等引起，伴有尿频、尿痛、血尿等症状。

【选穴分析】气海、关元、中极、曲骨穴均属任脉，关元穴还是"丹田"所在，是体内阳气阴血汇聚之处，主生殖，为全身养生保健要穴之一，常用于治疗元气虚损病症、妇科病症和下焦病症，如遗尿、膀胱炎、尿道炎。配合三焦俞穴、八髎穴，能通利下焦、帮助排尿。

穴位定位

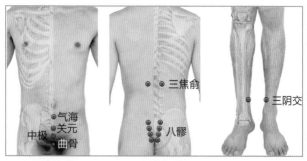

按摩方法

1 **点按▸ 气海**
用手指点按腹部的气海穴1~2分钟，力度均匀适中，以局部潮红发热为度。

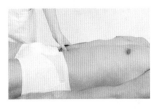

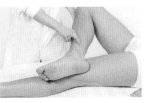

2 **揉按▸ 关元、中极、曲骨**
用拇指指腹揉按关元穴、中极穴、曲骨穴各1~2分钟，以穴位局部有酸胀感为宜。

3 **揉按▸ 三阴交**
将示指、中指并拢，用两指指腹揉按三阴交穴2分钟，以局部有酸胀感为宜。

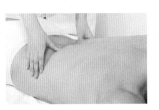

4 **按压▸ 三焦俞、八髎**
用双手拇指指腹分别按压三焦俞穴、八髎穴各2分钟，以穴位局部有酸胀感为宜。

▶尿道炎让人烦

按按消炎又止痛

尿道炎是由于尿道损伤、尿道内有异物、尿道梗阻、邻近器官出现炎症或性生活不洁等原因引起的尿道细菌感染。

【选穴分析】肾俞穴除有保健作用外，还能温肾阳、利膀胱，临床上常被用来治疗肾炎、遗尿、尿道炎等泌尿生殖系统疾病。古代医学家十分重视关元穴的作用，对男性阳痿、遗精、尿路感染均有很好的防治作用。阴陵泉穴有通利小便的作用，坚持刺激此穴，可以改善小便排不干净的症状。

穴位定位

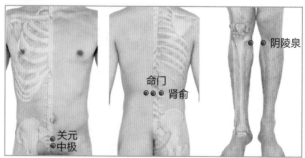

阴陵泉

命门
肾俞

关元
中极

按摩方法

1 **揉搓▶ 肾俞、命门**

用双手手指指腹揉搓背部的肾俞穴，时间为1~3分钟。示指、中指紧并，用指腹点按命门穴3~5分钟。

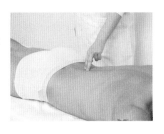

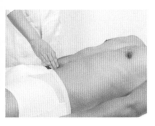

2 **按揉▶ 关元、中极**

将右手示指、中指、无名指并拢，用手指指腹按揉腹部的关元穴、中极穴各15次，以局部有酸胀感为宜。

3 **推揉▶ 阴陵泉**

将中指、示指并拢，用两指指腹推揉阴陵泉穴3分钟，推按后以局部有酸麻胀痛感为佳。

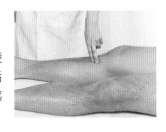

▶尿潴留可按摩

腹部有良穴

尿潴留是指膀胱内积有大量尿液而不能排出之病症，多表现为急性发生的膀胱胀满而无法排尿，或是由梗阻病变引起的排尿困难。

【选穴分析】关元穴属任脉，关元还是"丹田"所在，是体内阳气阴血汇聚之处，主生殖，为全身养生保健要穴之一，常用于治疗元气虚损病症、妇科病症和下焦病症，如膀胱炎、尿道炎、尿潴留等。膀胱俞穴是膀胱的背俞穴，常按此穴可以改善膀胱功能，促进排尿。

穴位定位

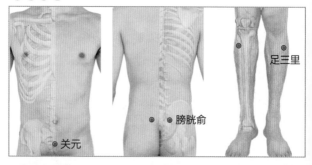

足三里

膀胱俞

关元

按摩方法

1 点按▸ 关元

用拇指指腹点按关元穴，手法由轻到重，至患者有尿意，并逐渐用力向下加压，以1～3分钟为宜。

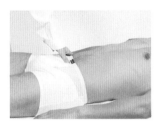

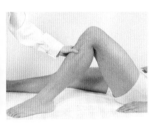

2 按压▸ 足三里

用两手拇指有节奏地按压双侧足三里穴，每分钟60次，手法由轻到重，以穴位局部有酸胀感为宜。

3 按压▸ 膀胱俞

用拇指指腹按压膀胱俞穴30次，以穴位局部有酸胀感为宜。

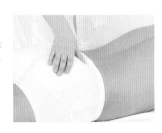

▶治疗慢性肾炎
利尿消肿是根本

慢性肾炎是一种以慢性肾小球病变为主的肾脏疾病，患者有明显的血尿、水肿、高血压症状，并伴有全身乏力、纳差、贫血等病症。

【选穴分析】中医学认为，慢性肾炎主要由于脾肾虚损，阳气不足，导致体内水液精微的散布及气化功能发生障碍，因此取涌泉穴，能滋肾阴、温肾阳，帮助运化。内关穴、神门穴能补中益气、通经活络，缓解胃部不适，改善消化功能，对慢性肾炎引起的贫血、气血不足也有改善作用。

穴位定位

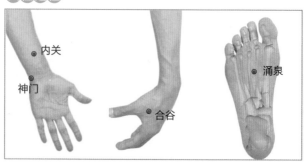

内关

神门

合谷

涌泉

按摩方法

1 揉按▶ **内关**

拇指放在内关穴上,其余4指附于手臂上,力度由轻渐重,揉按穴位1~2分钟。

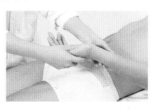

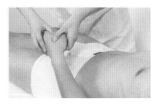

2 揉按▶ **神门**

将拇指指腹放在神门穴上,其余4指附于腕关节处,揉按3分钟,有酸胀感为宜。

3 掐按▶ **合谷**

将拇指与示指相对成钳形,掐按合谷穴,由轻渐重地掐按,以有酸胀感为宜。

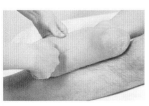

4 点按▶ **涌泉**

用右手示指第2关节点按涌泉穴3~5分钟,以局部有酸胀感为宜。

▶ 早泄早诊治

按摩是克星

早泄是指男性性交时间极短，或阴茎插入阴道就射精，随后阴茎即疲软，不能正常进行性交的一种病症，是常见的男性性功能障碍病症。

【选穴分析】中医学认为，早泄多由房劳过度或频繁手淫导致肾精亏耗，相火偏亢，或体虚羸弱，肾气不固导致肾阴阳俱虚所致。按摩命门、肾俞、昆仑、涌泉等穴可补益肾气、安神清热、填精益髓，治疗遗精、早泄；推揉心俞穴、肝俞穴，可调理脏腑功能，增强体魄。

穴位定位

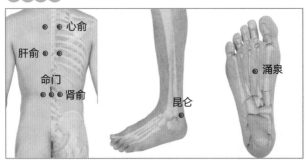

心俞 肝俞 命门 肾俞 昆仑 涌泉

按摩方法

1 推按▶ **心俞、肝俞**
将双手拇指指腹放在两侧的心俞穴上，从心俞穴推至肝俞穴，推按15分钟。

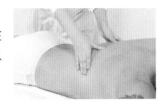

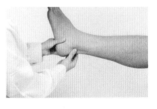

2 压揉▶ **命门、肾俞**
将示指、中指放在命门穴上压揉。再用拇指指腹用微力压揉两侧肾俞穴。

3 掐按▶ **昆仑**
将拇指与示指、中指相对成钳形，掐按昆仑穴5分钟，以局部有酸胀感为宜。

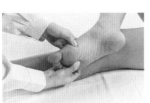

4 点按▶ **涌泉**
双手握住患者脚背，用拇指指腹稍用力点按涌泉穴10分钟，以局部有酸胀感为宜。

▶阳痿巧手除

常按特效穴

阳痿即男性勃起功能障碍，是指在企图性交时，阴茎勃起硬度不足以插入阴道，或阴茎勃起硬度维持时间不足以完成满意的性生活。

【选穴分析】阳痿，按摩以任督二脉经穴为主，故取神阙、气海、关元、中极、命门等穴以固本培元，补下元之气，直接兴奋宗筋；肾俞穴补益元气、培肾固本；次髎穴、中髎穴有理下焦、健腰膝的作用，主治遗精、阳痿、早泄等症。

穴位定位

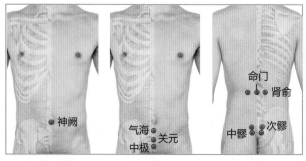

● 神阙

气海 ●
● 关元
中极 ●

命门
●●● 肾俞

中髎 ●●● 次髎

—— 按摩方法 ——

1 揉按▸ 神阙

用掌根揉按神阙穴，以脐下有温热感为度，手法柔和深沉，时间约为5分钟。

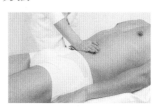

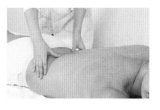

2 按揉▸ 气海、关元、中极

用鱼际按揉气海穴、关元穴、中极穴，每穴各2分钟。再用掌摩法理疗约3分钟。

3 按揉▸ 肾俞、命门

先用双手拇指指腹同时按揉两侧肾俞穴2分钟，再用拇指指腹揉按命门穴2分钟。

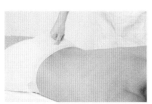

4 推▸ 次髎、中髎

用一指禅推次髎穴、中髎穴，每穴6分钟后，再改用点压法，每穴约1分钟。

▶遗精精神差

足部按摩来治疗

遗精是指无性交而精液自行外泄的一种男性疾病。睡眠时精液外泄为梦遗，清醒时精液外泄为滑精，梦遗和滑精统称为遗精。

【选穴分析】遗精病证在肾，多由肾气不能固摄所致。若沉湎房事，劳倦过度，饮食不节，湿浊内扰等均可使肾不固摄，而致遗精滑泄。按摩太溪穴、涌泉穴，以补肾固精、滋阴降火；按摩足三里穴、三阴交穴以调理脾、肝、肾之气而固摄精关；按摩内关穴、神门穴以补益心气。

穴位定位

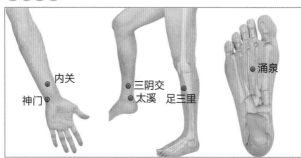

涌泉

内关

神门

三阴交

太溪 足三里

按摩方法

1 揉按▶ **内关、神门**
将拇指指腹放在内关穴上，轻轻揉按2~3分钟，再揉按神门穴3分钟。

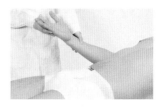

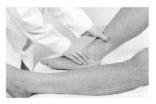

2 压揉▶ **足三里**
将拇指指尖放在下肢足三里穴上，稍用力压揉，以局部有酸胀感为宜。

3 压揉▶ **三阴交、太溪**
将拇指指尖放在三阴交穴上，压揉3~5分钟，再用拇指按压太溪穴30次。

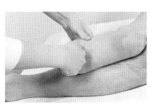

4 揉按▶ **涌泉**
用手握住患者脚背，用拇指指腹揉按涌泉穴3~5分钟，以局部有酸胀感为宜。

▶阴囊潮湿烦恼不断

穴位助祛痒化湿

阴囊潮湿是由于脾虚肾虚、药物过敏、缺乏维生素、真菌滋生等原因引起的男性阴囊糜烂、潮湿、瘙痒等症状，是一种男性特有的皮肤病。

【选穴分析】中医一般将阴囊潮湿分为虚实两种。实者多因湿热下注，由于平素嗜食辛辣肥甘，或阴囊潮湿，汗液浸润，内裤摩擦而致，按摩秩边穴、八髎穴可清热利湿；虚证多由急性期转变而来，阴囊皮肤增厚，瘙痒难忍，按摩命门穴可温补下元以养血润肤。

穴位定位

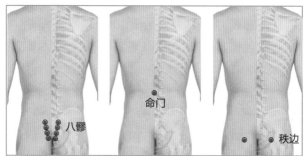

命门

八髎

秩边

按摩方法

1 按揉▸ 秩边

用双手拇指指腹按揉双侧秩边穴1～2分钟，力度适中，以局部有酸胀感为宜。

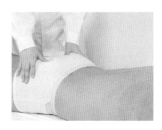

2 推拿▸ 八髎

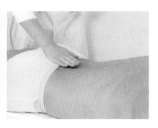

用手掌大小鱼际推拿八髎穴，同时双手掌从上向下往返摩擦2～3分钟，以局部有温热感为宜。

3 按压▸ 命门

用双手拇指指腹按压命门穴1～2分钟，力度适中，以穴位局部有酸胀感为宜。

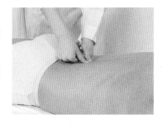

▶不育症有奇方

按摩预防来帮忙

不育症指正常育龄夫妇婚后有正常的性生活，长期不避孕，却未生育。男性多由内分泌疾病、生殖器感染、男性性功能障碍等引起。

【选穴分析】中医学认为，本病多由于肾精亏虚、气血不足、肝郁血瘀和湿热下注等因素而致精少、精弱等造成不育。关元穴、三阴交穴既可健脾益气，又可滋补肝肾；肾俞穴、命门穴可调补下元、益肾填精；足三里穴能使精血生化之源旺盛；蠡沟穴可疏肝理气，缓解患者焦虑情绪。

穴位定位

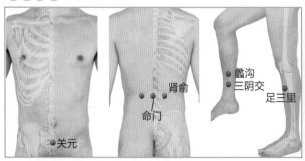

蠡沟
三阴交
足三里
肾俞
命门
关元

按摩方法

1 按揉▶ 关元

用手指指腹按揉关元穴，先以顺时针方向按揉2分钟，然后逆时针方向按揉2分钟。

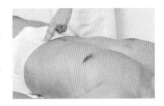

2 揉按▶ 足三里

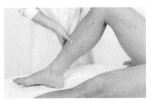

用拇指指腹揉按足三里穴2分钟，以穴位局部有温热感为度。

3 揉按▶ 蠡沟、三阴交

用拇指指腹揉按蠡沟穴、三阴交穴各2分钟，以穴位局部潮红有热感为度。

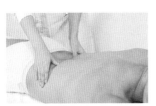

4 按压▶ 肾俞、命门

用手指指腹按压肾俞穴1分钟，再揉按命门穴2分钟，以穴位潮红发热为度。

▶月经不调按穴位

经期没烦恼

月经不调指月经周期、经色、经量、经质发生了改变。本病由肾虚而致冲、任功能失调，或肝热不能藏血、脾虚不能生血而致。

【选穴分析】经血从胞宫而出，胞宫位于下腹部，受任脉所管，故首先可摩腹，以调整阴血源头。无血何以有经，所以按摩足三里穴、血海穴以生化血液；经血下泄为肾气所控，因而揉按命门穴、八髎穴可疏通肾经。精神抑郁可引起气郁型月经不调，故按摩阴包穴以调经止痛。

穴位定位

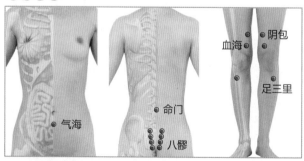

气海

命门

八髎

血海

阴包

足三里

按摩方法

1 揉按▶ **命门、八髎**

以双掌相叠揉按命门穴、八髎穴各5分钟，使患部有一定的压迫感后再慢慢放松。

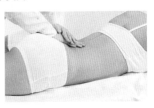

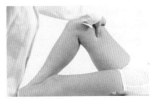

2 摩▶ **腹及气海**

以气海为圆心，用单掌以顺时针方向环形摩腹10分钟，以腹部有温热感为宜。

3 揉捏▶ **阴包、血海**

用拇指与示指、中指相对成钳形，依次用力捏住阴包穴、血海穴，揉捏5分钟。

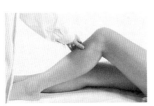

4 揉按▶ **足三里**

用拇指指腹揉按足三里穴，两侧各揉按1～3分钟，以穴位局部潮红发热为度。

▶痛经消无踪

揉揉止痛快

痛经又称"月经痛"，是指妇女在月经前后或经期出现下腹部或腰骶部剧烈疼痛，严重时伴有恶心、呕吐、腹泻，甚至昏厥。

【选穴分析】虽说女子以血为本，但气为血之帅，经血的下泄仍需阳气的推动，若阳气不足，或气滞血瘀，不通则痛，即可引发痛经，此时可取气海、关元、肾俞等穴，可温补肾阳、益气行血。摩擦八髎穴可疏通盆腔的经络气血，气血通行，通则止痛。

穴位定位

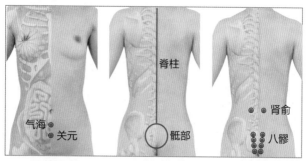

脊柱

气海
关元

骶部

肾俞

八髎

按摩方法

1 揉动▶ **气海、关元**

先以顺时针方向在小腹上轻揉5分钟，再将手指放在气海穴和关元穴上，揉动2分钟。

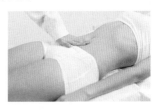

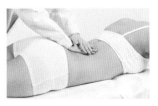

2 摩动▶ **脊柱、骶部**

手掌握拳，以手掌背部近小指侧部分贴于腰部脊柱两旁及骶部上，各摩动5分钟。

3 按压▶ **肾俞**

用手掌在肾俞穴上用力按压2分钟，使患部有一定的压迫感后，再慢慢放松。

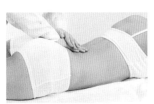

4 摩擦▶ **八髎**

用手掌在骶部八髎穴来回摩擦，以每秒2～4次的频率摩擦2分钟。

▶ 闭经早调理

按按身上特效穴

闭经指妇女的月经未按期而至，超过一定的时限仍未来潮者。女性超过18岁未来潮者，为原发性闭经。经期规律后，停经6个月以上，为继发性闭经。

【选穴分析】中医学认为，闭经的病因不外乎虚、实两种：虚者因肝肾不足、气血虚弱所致；实者由气滞血瘀、寒气凝结、经血不通所致。故按摩血海穴、足三里穴、三阴交穴以健脾养胃、化生气血；按摩关元穴、命门穴以温补下元、散寒通络；按摩肾俞穴以补益肾气，肾气旺则经血自充。

穴位定位

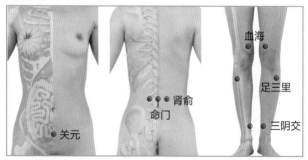

血海

肾俞

命门

足三里

关元

三阴交

按摩方法

1 **按压▸ 关元，摩腹**

用示指、中指在关元穴按压，一按一松为1次，共60次。再摩腹约3分钟。

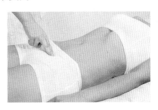

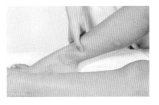

2 **按揉▸ 血海、足三里**

用拇指指腹按揉血海穴 5分钟，以局部潮红发热为度。再揉按足三里穴5分钟。

3 **按压▸ 三阴交**

用拇指指腹按压三阴交穴5分钟，以穴位局部潮红发热为度。

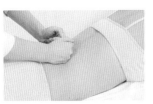

4 **叩击▸ 肾俞、命门**

双手握拳依次对准腰部的肾俞穴和命门穴叩击，每穴20次，以局部有酸胀感为宜。

▶崩漏马上治

止血调经是关键

崩漏指妇女非周期性子宫出血，其发病急骤，暴下如注，大量出血者为"崩"；病势缓，出血量少，淋漓不绝者为"漏"。

【选穴分析】崩漏为血的流失，病在子宫，按摩腹部可调和内分泌，以达到止血固本的效果。崩漏多是由瘀热所致，肝脾肾气血阴阳失调，按摩三阴交穴，能清肝理脾以统血固本。气海穴、关元穴隶属任脉，气海内气的强弱，决定了人的盛衰存亡，对妇科虚性疾病，如月经不调、崩漏有很好的防治作用。

穴位定位

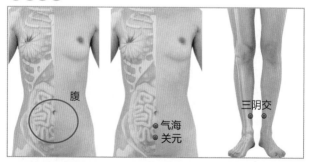

腹

气海
关元

三阴交

—— 按摩方法 ——

1 揉捏▶ 小腹

用拇指与示指、中指相对成钳形，用力捏住小腹，做一收一放的揉捏动作约30次，以局部有酸胀感为度。

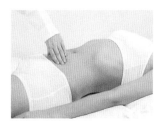

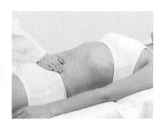

2 揉按▶ 气海、关元

用大鱼际按压在气海穴、关元穴上，以顺时针方向揉按以上部位各3分钟，手法宜轻柔。

3 按压▶ 三阴交

用一手抬起患者的脚部，另一手拇指指腹按压三阴交穴5分钟，以穴位局部潮红发热为度。

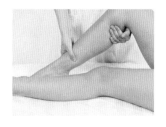

▶带下病不用愁

用好穴位祛湿邪

带下病指阴道分泌多量或少量的分泌物，有臭味及异味，色泽异常，常与生殖系统局部炎症、肿瘤或身体虚弱等因素有关。

【选穴分析】中医学认为，湿邪是导致带下病的主因，而脾肾功能失常是发病的内在因素。故按摩天枢、中极等穴以清热利湿；按摩百会穴升清降浊以祛湿气；按摩关元穴、气海穴以培元固本、利湿止带下；按摩阴陵泉穴、三阴交穴、肾俞穴以健脾益肾、行气利湿。

穴位定位

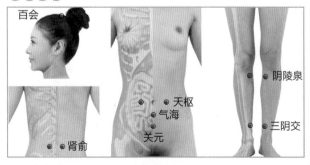

百会

阴陵泉

天枢
气海
关元

三阴交

肾俞

按摩方法

1 **轻揉▸ 百会**

用示指指腹轻揉百会穴，由轻至重，以顺时针方向匀速按揉0.5分钟。

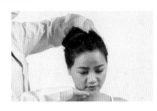

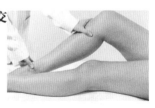

2 **揉按▸ 气海、关元、天枢**

用拇指指腹揉按气海穴、关元穴各1分钟。再用拇指揉按天枢穴1分钟。

3 **按揉▸ 阴陵泉、三阴交**

用拇指指腹按揉阴陵泉穴、三阴交穴各1分钟，以穴位局部有酸胀感为宜。

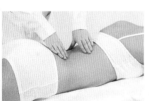

4 **按揉▸ 肾俞**

用双手拇指指腹按揉肾俞穴1~2分钟，以穴位局部有酸胀感为宜。

▶子宫脱垂练一练

提腹动作须常做

子宫脱垂指子宫从正常位置沿阴道向下移位。其病因为支托子宫及盆腔脏器之组织损伤或失去支托力，及长期增加腹压所致。

【选穴分析】子宫脱垂，多因气虚阳虚、虚不固摄所致，按摩下述有补益强壮作用的经穴，能有效补肾益气、提升阳气、固守胞宫。提托、子宫、中极、肾俞等穴，位于中下腰腹部，能改善腹腔内的血液循环，使子宫和韧带得以营养。百会穴是升阳举陷的特效穴。

穴位定位

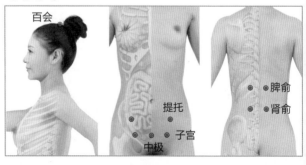

百会

提托

子宫

中极

脾俞

肾俞

—— 按摩方法 ——

1 **按揉▶ 百会**

用拇指按揉头部的百会穴，先以顺时针方向揉按70次，后以逆时针方向揉按70次。

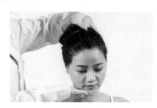

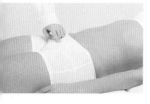

2 **揉捏▶ 中极**

拇指与示指、中指相对成钳形揉捏中极穴10次，同时向上提拉中极穴部肌肉。

3 **按压▶ 提托、子宫**

拇指在提托穴、子宫穴上按压3分钟，使患部有一定的压迫感后，再慢慢放松。

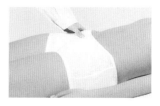

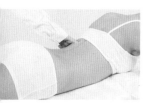

4 **揉按▶ 脾俞、肾俞**

将拇指或示指放在脾俞穴和肾俞穴上按揉1分钟，力度由轻至重，再由重至轻。

▶慢性盆腔炎

常按特效穴

慢性盆腔炎指女性内生殖器官、周围结缔组织及盆腔腹膜发生慢性炎症，反复发作，经久不愈，伴有低热、白带多、不孕等症状。

【选穴分析】本病多有湿热阻滞、气滞血瘀，因此治疗重在清热利湿、行气活血，可取脾俞、胃俞、肾俞等穴，通利肠道膀胱，清化下焦之湿；湿居少腹、碍气行血，可再取中脘、关元等穴，益气行气、化湿逐瘀；随后取足三里、三阴交穴，健脾祛湿、益气强身。

穴位定位

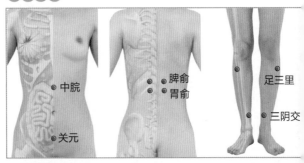

中脘

关元

脾俞
胃俞

足三里

三阴交

按摩方法

1 揉按▶ **脾俞、胃俞**

双手握拳，将拳背第2、第3掌指关节放在脾俞穴、胃俞穴上，揉按1分钟，以穴位局部有酸胀感为宜。

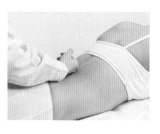

2 揉按▶ **中脘、关元**

手半握拳，拇指伸直，将拇指放在中脘穴上，适当用力揉按1分钟，以同样的方法按摩关元穴。

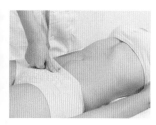

3 按揉▶ **足三里、三阴交**

将拇指指腹按压在足三里穴、三阴交穴上，适当用力各按揉1分钟，双下肢交替进行。

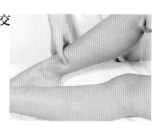

▶乳腺增生别担心

穴位来散结解忧

　　乳腺增生是女性常见的乳房疾病，分为生理性增生和病理性增生，它是既非炎症又非肿瘤的一类病症。

【选穴分析】膻中、乳根、阿是穴均位于乳房局部，膻中穴又为气之会穴，三穴合用，可宽胸理气，消除患部气血之阻遏；期门穴邻近乳房，又为肝之募穴，善疏肝理气、消肿化滞；合谷穴配合期门，可疏肝解郁、宽胸理气、清泻阳明之热毒。

穴位定位

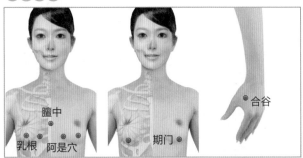

膻中

乳根　阿是穴

期门

合谷

--- 按摩方法 ---

1 按揉▸ 阿是穴

以大鱼际着力于阿是穴,在红肿胀痛处施以轻柔手法,按揉2分钟。

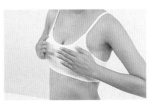

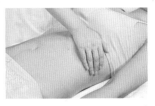

2 按揉▸ 膻中、乳根

将拇指指腹放在膻中穴、乳根穴上,按揉1分钟,以局部温热为度。

3 推擦▸ 期门

将手掌放在期门穴上,推擦1分钟,以皮肤有热感为度。

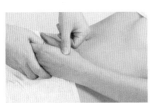

4 按揉▸ 合谷

用拇指指腹按揉合谷穴1分钟,力度柔和适中,以皮肤有热感为度。

▶产后腹痛不能忍

按摩腹部有疗效

产后腹痛指女性分娩后下腹部疼痛，疼痛2~3天后消失。若超过一周连续腹痛，伴有恶露量增多，有血块，预示盆腔内有炎症。

【选穴分析】产后腹痛常因宫内炎症刺激，或子宫收缩力减弱和次数少，瘀血停留所致。按摩腹部的气海穴、关元穴，能有效改善腹部和子宫内的血液循环，促进局部炎症消除，加快瘀血的排出。按摩命门穴、肾俞穴、三阴交穴能使气血旺盛、腹腔压力减小，气运血行通畅，疼痛自消。

穴位定位

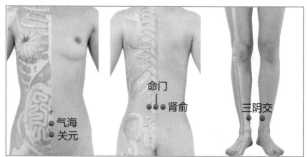

气海
关元
命门
肾俞
三阴交

按摩方法

1 推揉▶ **命门、肾俞**

将示指、中指、无名指紧并，来回推揉命门穴至肾俞穴30次，以局部有酸胀感为宜。

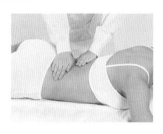

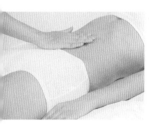

2 摩擦▶ **气海、关元**

将双手掌心搓热，迅速覆盖在腹部的气海穴、关元穴上，来回摩擦，直至皮肤潮红为度。

3 揉按▶ **三阴交**

将拇指指腹放在小腿内侧的三阴交穴上，微用力揉按3～5分钟，以穴位局部有酸胀感为宜。

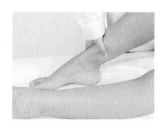

▶产后缺乳心放宽

按通乳穴可解忧

产后缺乳是指产后乳汁分泌量少，不能满足婴儿的需要。乳汁的分泌与产妇的精神、情绪和营养状况、休息等有关。

【选穴分析】膻中穴、乳根穴位于乳房周围，乳根穴是治疗乳腺病症的经验穴，常按此二穴可以疏通乳腺，促进泌乳，防治产后缺乳。按摩中脘穴、足三里穴能改善胃肠功能，促进消化吸收，使营养物质更多的转化为乳汁。按摩三阴交穴可以调补肝脾肾，身体好，泌乳多。

穴位定位

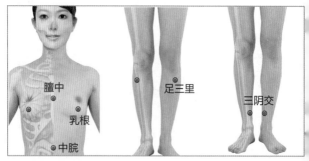

按摩方法

1 **揉按▸ 乳根**
将示指、中指点在乳根穴上，以顺时针方向揉按1分钟，力度由轻至重再至轻。

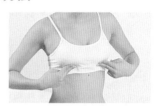

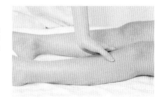

2 **揉按▸ 膻中、中脘**
将拇指指腹点在膻中穴、中脘穴上，顺时针和逆时针方向各揉按2分钟。

3 **揉按▸ 足三里**
将拇指点在足三里穴上，以顺时针和逆时针方向各揉按2分钟。

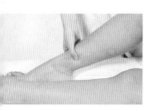

4 **揉按▸ 三阴交**
将拇指指腹点按在三阴交穴上，以顺时针和逆时针方向各揉按2分钟。

▶产后尿潴留

按摩膀胱助排尿

产后尿潴留是指产后妈妈在分娩6~8小时后甚至在月子中，仍然不能正常地将尿液排出，并且膀胱有饱胀感。

【选穴分析】本病多因产程较长，膀胱长时间受压而致膀胱和尿道黏膜充血、水肿，以及膀胱肌肉收缩功能减低所致。按摩腹部可刺激排尿；取气海、关元、中极等穴，可补气理气、清热利湿；按摩阴陵泉、三阴交穴，可行气消肿、渗湿利尿，帮助排尿。

穴位定位

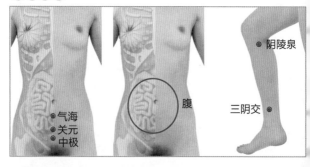

气海
关元
中极
腹
阴陵泉
三阴交

按摩方法

1 揉按▶ **气海、关元、中极**

将示指、中指、无名指并拢，自上而下打圈揉按气海穴、关元穴、中极穴各3~5分钟。

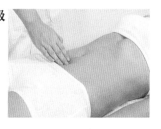

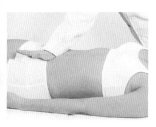

2 摩▶ **腹及膀胱**

双手掌重叠置于下腹部，摩腹3~5分钟。排尿前可将手置于下腹部膀胱处，轻摩10~20次。

3 揉按▶ **阴陵泉、三阴交**

将拇指放在阴陵泉穴、三阴交穴上，微用力揉按3~5分钟，以穴位局部有酸胀感为宜。

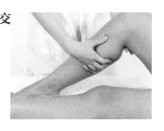

▶更年期综合征

烦恼随手可解除

更年期（又称围绝经期）综合征指女性从生育期向老年期过渡之期，因女性卵巢功能衰退，导致雌激素分泌减少，引起一系列功能性疾病。

【选穴分析】更年期综合征，是人体逐渐衰老，天葵渐绝，阴津损耗比阳气多，导致阴津相对不足引起的症状，归于肝脾肾三脏。按摩神阙、肝俞、脾俞、肾俞等穴，能很好地调补肝肾、健脾和胃、促生气血、疏通经络，达到补益损耗、调和气血的作用。

穴位定位

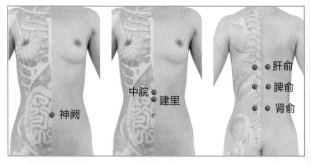

神阙

中脘　建里

肝俞
脾俞
肾俞

按摩方法

1 摩擦▶ 神阙

将双手掌心搓热，迅速覆盖在腹部神阙穴上，环形摩擦30次后，手掌再由上腹向下腹推揉1分钟。

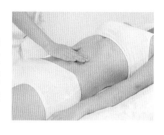

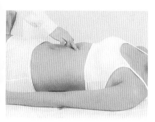

2 点揉▶ 中脘、建里

用手掌中指点揉腹部中脘穴、建里穴，每穴点揉3分钟，以穴位局部有酸胀感为宜。

3 推揉▶ 肝俞、脾俞、肾俞

用手掌推揉脊柱两侧肌肉1分钟。再用手掌根部推揉肝俞穴、脾俞穴、肾俞穴，以穴位局部酸胀为度。

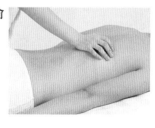

▶腰酸背痛别拖延

源头治疗防慢性病

腰酸背痛指脊柱骨和关节及其周围软组织等受到病伤的一种症状。若长时间劳累加重，使肌纤维变性或粘连，则遗留长期慢性腰背痛。

【选穴分析】腰酸背痛多为局部瘀滞，甚至组织粘连所致，故按摩腰背部的经穴，能有效疏通气血经络，缓解局部疼痛不适，防止或减轻组织粘连症状。腰酸背痛者，按摩肾俞、腰阳关、八髎等穴，能补肾壮腰、健脾益气、增强体质、强筋健骨，减少内伤或外感导致腰酸背痛的发生。

穴位定位

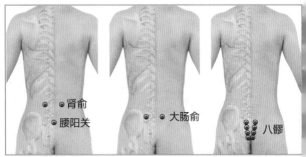

肾俞
腰阳关
大肠俞
八髎

按摩方法

1 点揉▸ 肾俞、腰阳关

将示指、中指放在肾俞穴，点揉3~5分钟。将中指指腹放在腰阳关穴上，按揉2~3分钟。

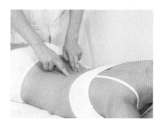

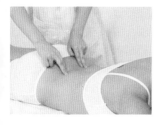

2 揉按▸ 大肠俞

将双手示指、中指紧并，放在两侧大肠俞上，环形揉按50次，以穴位局部有酸胀感为宜。

3 搓揉▸ 八髎

将双手手掌放在八髎穴上，用力搓揉3~5分钟，以穴位局部有热感为宜，可通经活络、强健腰膝。

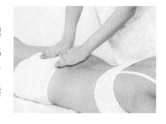

▶腰椎间盘突出

穴位助你脊强健

　　腰椎间盘突出是指由于腰椎间盘退行性改变后弹性下降而膨出椎间盘，纤维环破裂髓核突出，压迫神经根、脊髓，引起以腰腿痛为主的病症。

【选穴分析】 腰椎间盘突出常压迫坐骨神经，引起下肢放射性疼痛，故按摩腰背部和下肢神经分布处的肾俞、命门、环跳、委中、阳陵泉等经穴，能有效地减轻神经压迫、缓解局部肿胀疼痛。"不通则痛"，哪里痛按哪里，按摩疼痛处的阿是穴，能有效疏通局部瘀阻的经络气血。

穴位定位

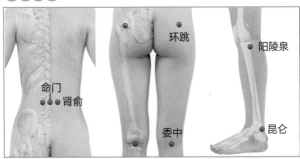

——— 按摩方法 ———

1 点按▶ 命门、肾俞

用示指、中指指腹点按命门穴3～5分钟。再用双手拇指指腹揉搓肾俞穴2分钟。

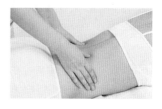

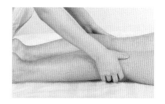

2 揉按▶ 环跳

示指、中指紧并放在环跳穴上，揉按2～3分钟，以局部有酸胀感为宜。

3 按揉▶ 委中

将拇指按在患侧委中穴上，由轻渐重按揉30～40次。

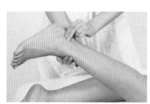

4 按揉▶ 阳陵泉、昆仑

将拇指放在阳陵泉穴上，按揉3～5分钟。再用手指按揉昆仑穴5分钟。

▶强直性脊柱炎

按摩关节疼痛消

强直性脊柱炎是一种慢性炎性疾病，主要侵犯骶髂关节、脊柱骨突、脊柱旁软组织及外周关节，可伴发关节外病症。

【选穴分析】强直性脊柱炎多为人体卫气不足、风寒湿邪趁虚而入，气血经络不通、关节痹阻而成。取脊柱两旁的膀胱经、夹脊穴，可疏风散寒、通利关节、行气活血、利湿止痛。取命门、肾俞、环跳等穴，可以行气通络、益气助阳，提高机体的抵抗力，缓解疼痛。

穴位定位

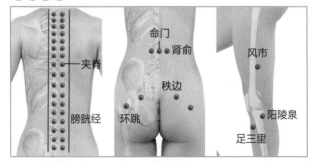

— 按摩方法 —

1 **点揉▶ 膀胱经、夹脊**

用示指和中指指腹点按膀胱经及夹脊穴 3~5分钟，可松弛肌肉、解痉止痛。

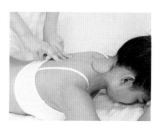

2 **压按▶ 环跳、秩边**

用手掌依次在环跳穴、秩边穴上压按，每穴各压按约1分钟，以穴位局部有酸胀感为度。

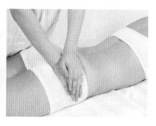

3 **揉按▶ 风市**

用示指、中指揉按风市穴1分钟，力度由轻至重，以穴位局部潮红发热为度。

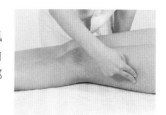

4 **点按▶ 阳陵泉、足三里**
用示指、中指依次点按阳陵泉穴、足三里穴各1分钟，以穴位局部潮红发热为度。

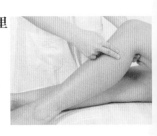

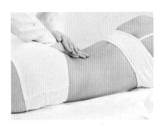

5 **搓擦▶ 命门**
双掌重叠，用掌心搓擦命门穴2分钟，以局部温热舒适为宜。

6 **按揉▶ 肾俞**
将示指、中指并拢，用指腹按揉肾俞穴3分钟，以局部有酸痛感为宜。

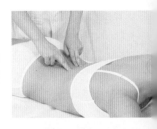

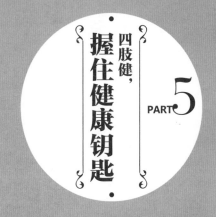

PART 5

四肢健，握住健康钥匙

四肢作为人体的主要部分，
对于人们的各种活动起着十分重要的作用，
如果四肢出了问题，
可能会使我们一下子觉得自己变成了无用人，
就连平时走路吃饭这些小事，也变成了大问题。
学会按摩调理四肢疾病，
握住健康的主动权，从现在开始，幸福从手上起步！

四肢小细节，身体大健康

　　四肢对人体来说，不仅起着支撑和行动的作用，还蕴藏着健康的密码。手是人体的缩影，脚是人体的第二心脏，护好手脚，守护全身健康。

1. 手是人体的缩影

　　在人体上有很多局部都是自身的一个缩影，手也是其中之一。由于手部神经血管分布很丰富，且可以找到相应脏腑的反射区，因此手是人体的缩影名副其实。通过对手进行按摩理疗，可以保持经络通畅，调节阴阳平衡，促进血液循环，从而达到保健治病的目的。

　　比如我们的示指指尖部位连接到胆经和肝经，在示指的掌指关节两侧又有多梦和失眠的反射区等部位。小小一根示指周围就有这么多反射区、反射点，联系到多个脏腑，整个手掌、手背则会更加全面、详尽地反映人体的状况。

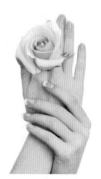

2. 足是人体的"第二心脏"

　　人的双脚处于身体的最下端，离心脏最远，加上重力作用，血液从心脏流向双脚较为容易，而脚部血液回流到心脏则相对较难。回流的血液要是没有足够的压力就很难顺畅地到心脏。当大量血液积聚于下肢静脉时，下肢组织压力增加，必须依靠下肢肌肉的力量，也就是通过肌肉的收缩，挤压下肢血管，协助心脏的泵血作用，迫使下肢静脉血液通过静脉瓣流向心脏，完成血液的体内循环过程。

在人的脚上，存在着几乎所有体内脏器官的反射区。不论是脚部的反射区、经络还是穴位，都可以反映身体的状况。中医讲"不通则痛"，如果身体有问题了，经络气血不通畅，就会出现疼痛的问题。其实不仅仅是疼痛，相应部位可能还有包块、条索、结节，皮肤颜色也可能发白或者发红，这些都是身体给我们的信息。因此，要重视身体的"第二心脏"，要呵护它，让它更健康。

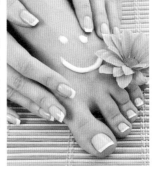

"双手"为我们拉响警报

人体各器官中，手部分布的神经最多最集中，约有60万条。神经在身体里组成许多四通八达的神经网络，承担了为大脑输送各种信息的职能。而这一切信息又都集中在手上，汇集成网，听命于大脑的安排、指挥。

手对内脏异常反应是最敏感、最快的，可以说有先知作用。比如人在感到胸闷、心慌前，手上已经有了预示着发病的"信号"了。这一点用肉眼可以清晰地看到，比如手心出汗，就是心脏发病或者说心胸部位有隐患的信号之一，从中医上来讲，"汗为心之液"，心脏病发作之前，人体会预先做出一个警告，就是会表现为"汗出"；看到这，你肯定会觉得片面，也许你会说我经常出汗心电图却很正常，看不出一点心脏有毛病的迹象，这个怎么解释？其实，你有没有想过你为什么经常出汗？从中医角度来讲，经常出汗是为阳虚（盗汗是阴虚的表现，在这里，只用阳虚自汗来解释一下人体生理机

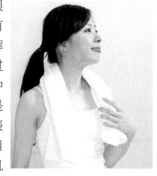

制），阳气最主要的功能是温暖人的身体，鼓动气血的运行，心脏之所以能够正常地跳动，全是依靠阳气的作用，经常自汗的说明其阳气在不知不觉地亏虚，凡事都有个度，没到一定程度的时候是不会影响到心脏的正常功能的，因此，你就感受不到心脏有什么不舒服，心电图自然也会正常。但是如果时间一长，阳气亏虚到一定程度之时，你就会感受到心胸区域的不适，但是到那时可就晚了。中医常说"上医治未病"，意思就是未病先预防，我们为什么非要等到疾病发生了才去治疗、才来重视？我们的双手能够为其鸣响警报，只要稍加注意就能尽早发现，尽早采取措施。

另外，维生素A缺乏者，手足部皮肤粗糙、角质层粗糙化；大脑血液循环不良时，可在指甲部出现黑红色的瘀斑；便秘者张开五指，就会感觉到示指靠近指蹼根部有疼痛感。因此，我们可以通过经常活动双手和按摩双手以起到防病治病和保健的作用。

由此可知，通过自己的手能够比那些医疗诊断器材更早地发现身体的异常，及时诊断和处理这些异常情况，就能让我们的健康多一份保障，为身体保驾护航。

不可不知的上肢运动法

适当的手部活动是保持双手正常生理功能的最简便有效的保健方法。下面介绍一些常用的、简便有效的手部活动方法。有病治病，无病强身。读者任选其中一种或几种进行锻炼，持之以恒，必有裨益。

1. 十指对压、叉指转腕

【方法】屈肘双手当胸，拇指在内，十指相对，以螺纹面相接触，做有节奏的推压，幅度由小到大，可做32次。然后十指相叉，各指自然夹持，不要用力，转动腕关节16次至32次。

【作用】舒筋活络，宽胸理气，清新头脑。

2. 十指叉压、动腕松指

【方法】双手平行，手心向下，两手指尖朝上相互叉入指缝中至各指缝与手指紧贴，以肘、腕稍用力。手指压手背，使手指的近节、中节、远节、掌指关节以及腕关节有节奏地背屈。幅度由小到大，自然呼吸。做32次。然后两掌相对，保持叉指状态，各指自然夹持，不要用力，活动腕关节32次。

【作用】益气活血，平衡阴阳，健脑益智。

3. 虎口互擦、按揉合谷

【方法】两手拇指、示指张开呈十字交叉状，左右手相对，两手稍用力同时做一正一反、一反一正有节奏的虎口相对撞擦，连续做16次。然后以拇指按揉合谷穴，左右交换，各按揉16次。

【作用】通络止麻，宁神开窍，明目聪耳，健脑益智，清热镇痛，解表祛风。

4.切按指尖、捻拔十指

【方法】以手拇指指甲缘轻轻切按各指尖端，每指8次，左右交换。也可相互撞击各指尖8次。然后以左手拇指、示指捻搓右手各指并稍用力拔伸之，各做1遍。左右交换。

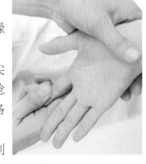

【作用】醒脑安神，滑利关节，活血化瘀，宽胸理气，强心健身。

5.甩腕松指、擦热掌背

【方法】双臂肘关节自然屈曲，腕、掌、指各关节放松，腕关节自然下垂，然后有节奏地甩动腕、掌、指关节32次。双手掌相对用力擦热，再擦热手背。

【作用】活血化瘀，滑利关节，祛寒解表，健脑安神，消除疲劳。

上肢保健必不可少

手是我们的好帮手，但由于手经常暴露在外，频繁接触各种物质，易遭受损伤，导致手部皮肤病的发生。因此我们要加强手部的保健。下面分别简要阐述手部保健的要点。

1. 防燥护肤

手部皮肤上的汗腺和皮脂腺分泌汗液和皮脂以润泽皮肤，同时皮脂可在体表形成脂膜防止皮肤水分的散失，避免皮肤干燥。冬季气候严寒而干燥，每晚用热水洗脸或洗手足，可以改善手的血液循环。洗手时可多用多脂肥皂或中性肥皂，搽些脂类护肤膏以润泽皮肤。传统中医使用香油、蜂蜜、蜡、蛤蜊油之类，再配合活血收敛的中药如白芷、松香等，熬成软膏外用。

2. 保暖防冻

严寒季节人体受冷空气的刺激，手部极易引起冻伤，尤其是老年人和儿童及室外工作者。为了保暖防冻，冬季室外活动时可戴手套，并做搓手按摩，跑步运动。适量的饮酒也可增加血液循环，御寒防冻。

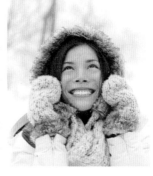

3. 手部皮肤皲裂的处理

手部皮肤尤其是掌部角质层较厚的部位，无皮脂腺，冬季汗液分泌减少，缺乏皮脂滋润。皮肤容易皲裂。为了预防手部皮肤皲裂，应尽量减少劳动中直接摩擦，最好戴手套，经常用温水洗手，局部涂搽润肤油、护肤膏、蛤蜊油或动物油类（如猪油）。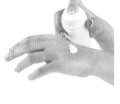

4. 保护指甲

指甲由硬质蛋白组成，密而坚实，具有保护指端免遭外力损伤的作用。指甲最容易染上脏物。平时用软刷洗净指甲缘、指甲缝，切忌用小刀、针、剪刀尖或其他尖细的硬物去剔除脏物。在修剪指甲之前，将指甲或全手在温水中泡一会儿，指甲具备弹性时再开始修剪，不宜剪得过短，最好剪成椭圆形，使指甲缘的软组织能显露出来，这种形状指甲不易折断，手指也好看。

5. 正确处理肉刺

在干燥的环境中工作或洗手过度，指甲周围容易产生肉刺，处理肉刺正确的办法是用指甲剪的根部将其剪除，不必涂任何药物。

下肢按摩重细节
细小事项须注意

　　每天工作和生活之余，可进行简洁的足部按摩，用专业的手法来给自己做个舒适的按摩，这样不仅能释放疲劳，长期坚持还能强身健体，延年益寿。需要了解的是，进行足部按摩的时候，应注意以下事项：

　　饭后、洗澡后1小时内及空腹等，都不宜按摩。按摩停止30分钟后，可以喝适量温开水，排泄体内的废物和垃圾，严重肾脏病患者，喝水不得超过150毫升。操作完成后无论自己还是其他人都要用温水洗手，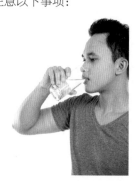禁用冷水，双足不可立即接触凉水。

　　有些人治疗多次后，会产生一些反应，如有淋巴回流障碍的人脚踝后出现肿胀，曲张的静脉突然明显肿胀，脚部创口渗血，发热，排尿量增加，小便黄，背痛，嗜睡，出汗增多，鼻腔、咽喉、气管分泌物及妇女白带增多等现象，这些反应都是正常的，短期内上述反应即可消失，仍可继续按摩。但如上述现象持续不退，应暂停按摩，并咨询医师，诊断后再进行按摩治疗。

女性在月经周期和妊娠期的时候，或者有严重出血倾向的，如尿血、呕血、咯血、便血以及活动性结核病患者，脑血管病昏迷者和长期服用激素，包括极度疲劳的人，都不适宜按摩疗法。

在足部按摩期间，不可服用镇静剂。其他药物可以根据病情，或者遵医嘱服用，这样药物和足部按摩的效果就会相辅相成，彼此增加疗效，加速治愈。

慢性病、疑难病症采用足部反射区按摩法治疗，有时因体质差异，要经过10次以上才能出现疗效。所以进行足部按摩应坚持。

操作时应注意的小细节：按摩前，应检查患者心脏反射区，了解患者心脏功能，确定合适的用力标准。在足部有外伤、疮疖时，应该避开，或者是另选相似或相关对称的反射区代替。女性应该询问一下是否处于月经期或妊娠期，且慎用足反射区按摩法刺激生殖腺反射区。

下肢保健方法

俗话说："人老腿先老"。人的年纪大了之后，腿脚不灵便，很多人也就懒得活动了，缺乏运动导致免疫力下降，体质差。平时多用心保养，就能保证腿脚的健康。

（1）"干洗"腿。用双手紧抱大腿根，稍用力从大腿根向下按摩直至足踝，再从足踝往上回推按摩至大腿根。同样的方法按摩另一条腿，重复10～20遍。可使关节灵活，预防小腿静脉曲张、下肢水肿等。

（2）甩腿。手扶树或扶墙先向前甩动小腿，使脚尖向前向上翘起，然后向后甩动，脚尖用力向后，脚面绷直，腿亦伸直。两腿轮换甩动，每次甩80～100次为宜。可防治半身不遂、下肢萎缩、小腿抽筋等。

（3）揉腿肚。用两手掌紧扶小腿，旋转揉动，每次揉动20～30次，两腿交换揉6次，能疏通血脉，加强腿部力量，防止腿脚酸痛和乏力。

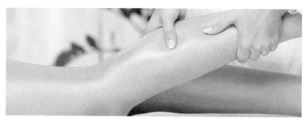

（4）**扭膝**。两足平行靠拢，屈膝微向下蹲，双手放在膝盖上，顺时针方向扭动数十次，然后再逆时针方向扭动数十次。此法能疏通血脉，治疗下肢乏力、膝关节疼痛等症。

（5）**按摩脚部**。脚部按摩是对机体反射区的良性刺激，因为这种强烈的、经常性的对反射区的刺激，可以有效地抑制体内原先的病理刺激，使机体排除不良的刺激而得到调整恢复。按摩脚部可以调节机体免疫防御功能。

（6）**足浴养生**。开始时，水不宜过多，浸过脚趾即可，水温在40℃～50℃。浸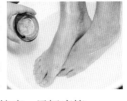
泡一会儿后，再逐渐加水至踝关节以上，水温保持在60℃左右。双脚可交替搓动，每次持续20～30分钟。若用冷热水交替足浴，还可治疗头痛、失眠、心绞痛、足扭痛等。

（7）**暖脚防病**。冬天要保暖脚部，脚掌远离心脏，血流供应少，与上呼吸道，尤其鼻黏膜有着密切的神经联系。若忽视腿脚的保暖，易伤风感冒。

（8）**搓脚舒筋**。脱掉鞋，把一个网球大小的球状物顶在脚心，来回滚动一分钟，这样能够帮助你防止足弓抽筋或者过度疲劳。

曲池

▶缓解腹痛、吐泻

曲池

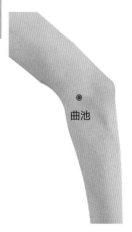

【定位】位于肘横纹外侧端，当尺泽与肱骨外上髁连线中点。

【穴位解析】曲池穴是大肠经的合穴，这里的阳气达到顶峰，就好像万支河流入海。腹泻时，按摩曲池穴可以缓解症状。另外，曲池穴可以治疗腕肘肩综合征，还能降低血压。

【主治疾病】发热、咽喉肿痛、目赤、牙痛、臂肘疼痛、上肢不遂、腹痛、瘰疬、丹毒、疮疡、湿疹。

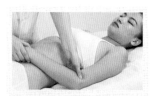

【按摩方法】用拇指弹拨曲池穴3~5分钟，长期坚持，可防治肩臂肘疼痛、高血压。

【穴位解析】内关穴位于心包经上，心包是替心脏行使职权，是心脏的保护伞，此穴所治病症也是和心脏有关联疾病。所以有心脏病、心绞痛等心脏问题的患者可以找内关穴治疗。掐按内关还可以治疗晕车、晕船。

内关

▶宁心安神，理气镇痛

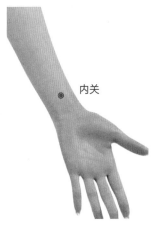

内关

【主治疾病】心痛、惊悸、胃痛、呕吐、呃逆、健忘、失眠、胸胁痛、癫痫、疟疾、无脉症。

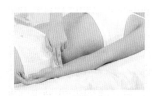

【按摩方法】合并示指、中指，用两指揉按内关穴100~200次，能够缓解呕吐、晕车等。

定位 位于前臂掌侧，腕远端横纹上2寸，掌长肌腱与桡侧腕屈肌腱之间。

列缺

▶通上彻下调理穴

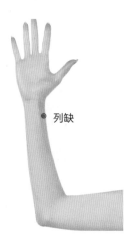

列缺

【穴位解析】"头项寻列缺"，就是说列缺穴的主要作用是治疗头部疾病。当人们头晕目眩的时候按列缺穴，能提神醒脑。对于上肢病变、肺经病症等，按压列缺穴可有立竿见影的效果。

【主治疾病】头痛、项强、咳嗽、气喘、咽喉肿痛、口眼喎斜、手腕无力、神经性头痛、面神经麻痹。

定位 位于前臂桡侧缘，桡骨茎突上方，腕横纹上1.5寸。

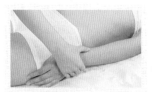

【按摩方法】用拇指揉按或弹拨列缺穴100～200次，能清泻肺热、舒筋活络。

【穴位解析】太渊穴是肺经的原穴，它是生命的源泉，这里的气血非常旺盛。刺激太渊穴可以增强肺的呼吸功能，改善肺的通气量，降低气管阻力。可治疗脑出血和咯血，改善血压不稳、心律不齐。

【主治疾病】咳嗽、气喘、咯血、咽痛、胸痹、心痛、心悸、腕掌关节痛、肋间神经痛、无脉症。

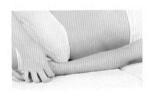

【按摩方法】用拇指按压太渊穴片刻，然后松开，反复5~10次，可改善手掌冷痛麻木症状。

太渊
▶保护心脏的平安穴

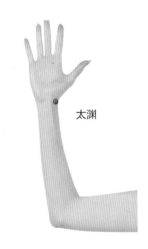

太渊

定位 位于腕掌侧横纹桡侧，桡动脉搏动处。

神门

▶宁心提神疗效好

【穴位解析】神门穴在手腕上，是调节神智、养心安神的经验穴，能够治疗神智方面的疾病。当心气郁结的时候，刺激神门穴，可让郁结的心气畅通无阻，从而改善精神状况。

【主治疾病】心痛、心烦、健忘、失眠、癫痫、目黄、失声、喉痹、胁痛、腕关节痛等。

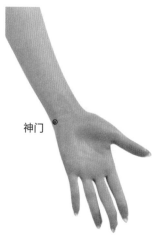

神门

定位 位于腕横纹尺侧端，尺侧腕屈肌腱的桡侧凹陷处。

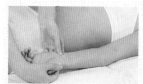

【按摩方法】用拇指弹拨神门穴片刻，然后松开，反复10~15次，能防治失眠症、健忘症。

【穴位解析】"面口合谷收"，说的就是颜面以及口腔疾病都可以找合谷穴治疗。合谷穴可治疗疟疾先热后冷症状，也可治疗龋齿及鼻出血。牙关咬得很紧，不能开口说话，可以针刺此穴。

【主治疾病】发热、目赤肿痛、鼻出血、牙痛、耳聋、消渴、痛经、痢疾、小儿单纯性消化不良等。

合谷

▶缓解病痛的妙穴

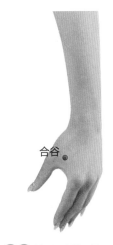

合谷

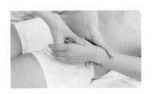

【按摩方法】用拇指指尖用力掐揉合谷穴，再点按100～200次，可治疗急性腹痛、头痛。

定位 位于手背，第1、第2掌骨间，第2掌骨桡侧中点处。

血海

▶清血利湿调经带

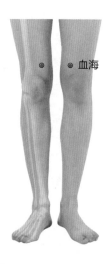

● 血海

 定位 位于髌骨内缘上2寸，当股四头肌内侧头的隆起处。

【穴位解析】血海穴是汇聚气血的海洋，当脾经统血功能出现异常，气血就会乱走，这时候刺激血海穴可引血归原，让气血循行恢复通畅。血海穴可通调气血，治疗女性病症简单快捷。

【主治疾病】月经不调、痛经、闭经、崩漏、带下、五淋、湿疹、隐疹、阴部痒痛、股内侧痛等。

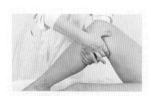

【按摩方法】用拇指按揉血海穴100～200次，每天坚持，可调经统血，治疗崩漏、痛经。

【穴位解析】"腰背委中求"，意思就是腰背疾病可以找委中穴，委中穴配后溪穴一直是治疗腰肌劳损的最佳选择。按摩委中穴，可通络止痛、利尿祛燥，治疗丹毒，能取得较好的效果。

委中

▶腰酸背痛求委中

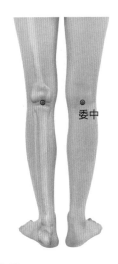

委中

【主治疾病】中暑、腹痛、癫痫、腰肌劳损、下肢痿痹、膝肿痛、腰脊强痛、急性胃肠炎、坐骨神经痛等。

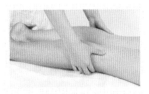

【按摩方法】用拇指按揉委中穴100～200次，能够活血通络，治疗腰肌劳损、坐骨神经痛。

定位 位于腘横纹外侧端，当股二头肌腱的内侧。

阴陵泉

▶畅通血脉，消除肿胀

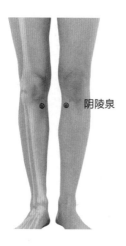

● ● 阴陵泉

定位 位于小腿内侧，当胫骨内侧髁后下方的凹陷处。

【穴位解析】阴陵泉穴可治疗慢性前列腺炎，改善小便不利，或者尿不出、小腹鼓胀不适。按摩阴陵泉穴能清脾理热、宣泄水液、化湿通阳，有较好的治疗、调理功能，对肛门松弛的治疗也有一定的疗效。

【主治疾病】腹胀、水肿、黄疸、泄泻、小便不利、遗精、月经不调、赤白带下、膝胫酸痛等。

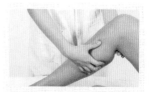

【按摩方法】用拇指指腹按揉阴陵泉穴100~200次，能治疗各种脾胃病症。

足三里

▶治胃病的特效穴

【穴位解析】足三里穴有调理脾胃、补中益气、通经活络、扶正祛邪之功效。刺激足三里穴，可增进食欲、帮助消化。足三里穴还可以改善心功能，提高机体防病能力等。

【主治疾病】胃痛、恶心、呃逆、纳呆、噎膈、腹痛、肠鸣、便秘、乳痈、目疾、失眠、水肿等。

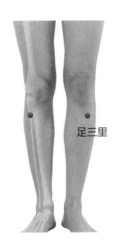

足三里

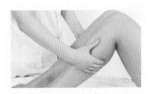

【按摩方法】用拇指指腹推按足三里穴1～3分钟，长期按摩，可改善消化不良、下肢痿痹。

定位 位于小腿前外侧，当犊鼻下3寸，距胫骨前缘1横指（中指）。

三阴交

▶妇科疾病的克星

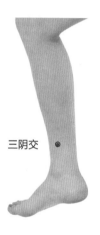

三阴交

【穴位解析】三阴交穴是三条阴经的交会穴，对女性有特殊的保护作用。现代女性工作压力大，饮食不规律，导致月经不调、不孕、带下异常等，经常按摩三阴交穴，可以缓解以上病症，还能养颜美容。

【主治疾病】腹痛、肠鸣、泄泻、便溏、痛经、带下、阴挺、不孕、遗精、阳痿、疝气、足痿。

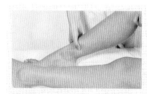

定位 位于小腿内侧，当足内踝尖上3寸，胫骨内侧缘后方。

【按摩方法】用拇指按揉三阴交穴100～200次，每天坚持，可活血化瘀，改善月经不调。

【穴位解析】太溪穴是肾经经气最旺的穴位。中医学认为，肾是人体的先天之本，有藏精主生殖的作用，太溪穴可以补肾阴肾阳、调补肾气、理胞宫，是古代医家"回阳九穴"之一。

【主治疾病】咽喉肿痛、耳鸣、耳聋、视力减退、咳嗽、气喘、咯血、消渴、阳痿、尿频、腰背痛。

太溪

▶人体生命力的象征

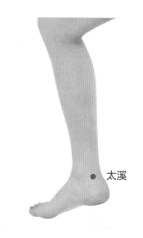

太溪

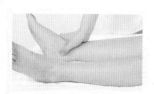

【按摩方法】用拇指用力按揉太溪穴100～200次，每天坚持，能够清热、安神、健腰。

定位 位于足内侧，内踝后方，内踝尖与跟腱之间的凹陷处。

▶ 颈椎病不可忽视

治病要治根

颈椎病多因颈椎骨、椎间盘及其周围纤维结构损伤，致使颈椎间隙变窄，关节囊松弛，内平衡失调的一组综合征。表现为头、颈及上胸背疼痛。

【选穴分析】中医学认为，本病多因督脉受损，经络闭阻，或气血不足所致。行走于人体颈肩部的经络主要是督脉和手三阳经，按照"循经取穴"的原理，此病可取肩井穴、大椎穴治疗。同时，按摩陶道穴可清热止痛，取颈椎两侧和有压痛点的阿是穴按摩，可疏通经络、活血化瘀。

穴位定位

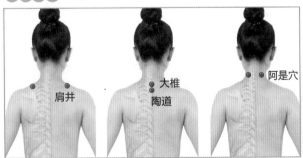

肩井

大椎
陶道

阿是穴

按摩方法

1 捏揉▸ **肩井**
将双手拇指、示指、中指指腹放在肩井穴上，捏揉3分钟，可起到清热、消肿、止痛的作用。

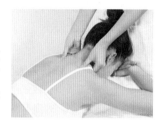

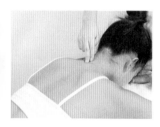

2 按揉▸ **大椎、陶道**
将右手示指、中指指腹放在大椎穴、陶道穴上，用力按揉3~5分钟，可起到清热、行气、强身的效果。

3 揉按▸ **阿是穴**
用手指揉按阿是穴病痛局部或压痛点3分钟，力度均匀，以穴位微微发热或有酸胀感为度。

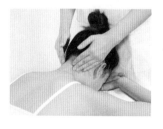

▶ 落枕按穴位

不适症状随手除

落枕多因卧睡时体位不当，造成颈部肌肉损伤，或颈部感受风寒，或外伤，致使经络不通，气血凝滞，经脉拘急而成。

【选穴分析】落枕时，若是前后伸屈活动困难，为太阳经气受阻，可取天柱穴、后溪穴以活血化瘀。若左右旋转活动僵硬，为少阳经气受阻，可取风池穴以祛风、止痛、通络。另外，取阿是穴的压痛点按摩，则可行气活血、通经止痛。

穴位定位

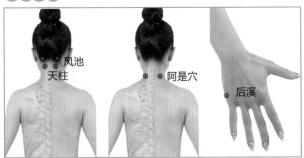

风池
天柱
阿是穴
后溪

—— 按摩方法 ——

1 拿捏▸ 风池

先用右手拇指和示指拿捏风池穴30次，再以拇指和示指按揉风池穴30次。

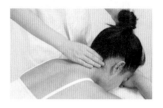

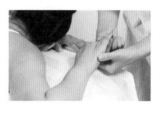

2 捏揉▸ 天柱

将拇指和示指、中指相对，捏揉左右的天柱穴，捏揉至局部发热或有酸胀感为宜。

3 揉按▸ 后溪

将拇指指腹放在后溪穴上，轻轻揉按5分钟，以局部有刺痛感为宜。

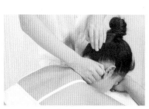

4 揉按▸ 阿是穴

将鱼际放在阿是穴病痛局部或压痛点，做缓慢、持续性的轻柔压迫，揉按3分钟。

▶肩周炎常按摩

让你灵活又自如

肩周炎是肩部关节囊和关节周围软组织的一种退行性、炎症性慢性疾病。表现为肩关节疼痛，活动受阻，日久可出现废用性萎缩。

【选穴分析】该病属于"痹症"，受风、寒、湿三气夹杂侵袭所为，导致局部气血痹阻，引发疼痛。病症多局限于肩周部位，造成活动僵硬，故按摩肩部的肩髃穴、肩井穴可温阳散寒、行气活血；按摩云门穴，可泄热、利关节；按摩天宗穴，可消肿、舒筋活络。

穴位定位

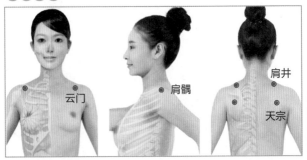

云门　　肩髃　　肩井　　天宗

按摩方法

1 揉按▶ 肩髃

双手拇指放在肩髃穴上揉按，揉按至局部感觉酸胀为宜。

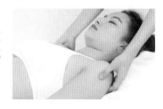

2 捏揉▶ 肩井

将双手拇指、示指、中指指腹放在肩井穴上，捏揉3分钟，以局部感觉酸胀为宜。

3 揉按▶ 云门

双手示指、中指、无名指并拢，放在云门穴上揉按，揉按2~3分钟。

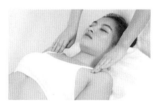

4 揉按▶ 天宗

双手拇指放在天宗穴上，每手其余4指握拳，揉按3分钟，以穴位有酸胀感为宜。

▶ 网球肘疼痛消

幸福手到擒来

网球肘是指手肘外侧肌腱疼痛发炎，临床主要表现为肘关节外侧部疼痛、手臂无力、酸胀不适，如握物、拧毛巾时疼痛加重。

【选穴分析】网球肘，多因劳损或运动损伤所致，或复感风寒湿邪而加重症状，按摩以下手臂经穴，能有效减轻疼痛感，加速炎症的消除，改善局部的血液循环，预防局部组织粘连。若疼痛较剧烈，掐按合谷穴，可迅速止痛，平时按揉此穴也可减轻症状，改善手部血液循环。

穴位定位

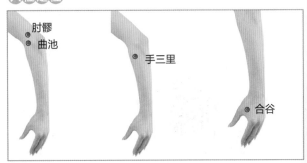

肘髎
曲池
手三里
合谷

按摩方法

1 压揉▶ 曲池

将左手拇指指尖放在曲池穴上，其余4指附于手臂上，用力压揉5分钟。

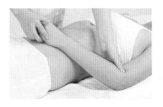

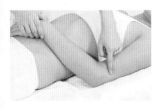

2 压揉▶ 肘髎

将左手示指指腹放在肘髎穴上压揉，其余4指附于手臂上，以局部有酸痛感为宜。

3 压揉▶ 手三里

将拇指指尖放在手三里穴上，其余4指附于手臂上，压揉5分钟，以局部有酸痛感为宜。

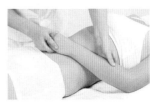

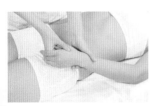

4 掐压▶ 合谷

将右手拇指放在合谷穴上，示指顶于掌面，掐压穴位3分钟，先左后右。

▶ 鼠标手压迫痛

按摩手自如

　　鼠标手是指人的正中神经和进入手部的血管，在腕关节处受到压迫，导致腕部、手掌面出现麻、痛、无力、肿胀等症状。

【选穴分析】 手三里穴的作用可与足三里穴媲美，其止痛功效尤其明显。手三里穴位于手臂靠近肘关节处，对于肘部肌肉痉挛无力、手臂麻痛这些症状的治疗属于近治作用，当出现鼠标手或者胳膊怎么都使不上劲时，可以按摩手三里穴，效果不错。配合曲池穴使用，治疗作用更为明显。

穴位定位

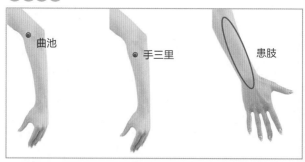

曲池　　　　●手三里　　　　患肢

按摩方法

1 揉按▸ **曲池**

用左手拇指指腹揉按曲池穴，其余4指放于肘后侧，适当用力揉按60~100次，以有酸痛感为宜。

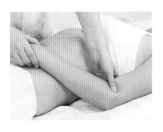

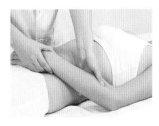

2 揉按▸ **手三里**

用左手拇指指腹揉按手三里穴，其余4指附在穴位对侧，适当用力揉按60~100次，先左后右。

3 摇动▸ **患肢**

用手握住患肢手指，适当用力沿顺时针、逆时针方向牵拉摇动30~50次，以局部有酸痛感为宜。

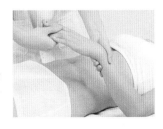

▶ 坐骨神经痛

多方调理疼痛除

坐骨神经痛指坐骨神经病变，沿坐骨神经通路即腰、臀部、大腿后、小腿后外侧和足外侧发生的疼痛病症，夜间痛感加重。

【选穴分析】坐骨神经痛的发病部位基本上都处在足太阳膀胱经和足少阳胆经的运行区域，按照中医"循经取穴"的治疗原则，沿下肢后侧多取足太阳经穴，如三焦俞、肾俞、大肠俞、膀胱俞、志室、承扶、委中等穴，沿下肢外侧多取足少阳经穴，如阳陵泉穴。

穴位定位

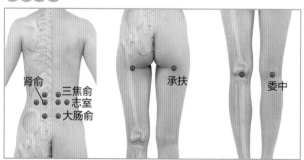

肾俞　三焦俞　志室　大肠俞　承扶　委中

按摩方法

1 **揉按▸ 三焦俞、肾俞、大肠俞**

用双手拇指指腹揉按三焦俞穴、肾俞穴、大肠俞穴，各揉按2~3分钟。

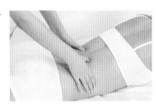

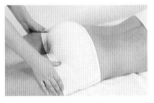

2 **按揉▸ 志室**

用拇指指腹按揉腰部的志室穴3~5分钟，可起到清热利湿、强壮腰膝的作用。

3 **按压▸ 承扶**

用双手拇指指腹按压臀部的承扶穴3~5分钟，以穴位局部有酸胀感为宜。

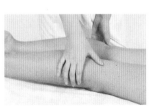

4 **按压▸ 委中**

用拇指指尖按压腿部的委中穴，按压5分钟，以局部温热舒适为宜。

▶膝关节炎马上调

助你健步如飞

膝关节炎是软骨退行性病变和关节边缘骨赘的慢性进行性退化性疾病。以软骨磨损为主要因素，好发于身体偏重者和中老年人。

【选穴分析】膝关节炎为局部瘀阻疼痛，阿是穴、股四头肌、犊鼻、委中穴位于膝关节上下左右前后位置，按摩这些穴位能通经络、消积液、利关节、止痹痛。按摩小腿处的承山穴，能加强下肢血液循环，加快消除膝盖处的炎症和疼痛，促进疾病的恢复。

穴位定位

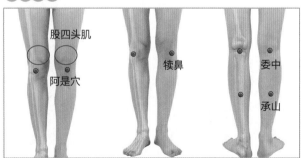

股四头肌

阿是穴

犊鼻

委中

承山

—— 按摩方法 ——

1 提拿▶ 股四头肌

用手指提拿股四头肌 20～30次，可改善膝关节疼痛。

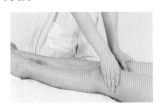

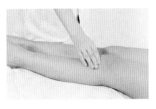

2 点揉▶ 阿是穴

将双手掌心搓热，迅速覆盖在患侧膝关节处，揉搓20次，再用手指点揉1～2分钟。

3 捏揉▶ 犊鼻

将拇指、示指、中指放在膝部犊鼻穴上，捏揉5分钟，以局部有酸胀感为宜。

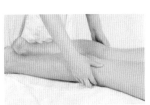

4 按揉▶ 委中、承山

将拇指放在委中穴上按揉60～100次。再将拇指放在承山穴上压揉3分钟。

▶ 足踝疼痛不断

穴位缓解救急

足踝疼痛是由于不适当的运动稍微超出了足踝的承受力，造成足踝软组织损伤，使之出现一定的疼痛症状。

【选穴分析】足踝疼痛，局部瘀阻不通，按摩踝关节周围的经穴解溪、悬钟、昆仑，能有效地改善局部血液循环，疏通经络，减少疼痛感，有炎症者，还能促进炎症的消除。足部的血管和淋巴在小腿上段的外侧汇聚，按摩阳陵泉穴，能改善下肢血液循环，减少血管瘀阻。

穴位定位

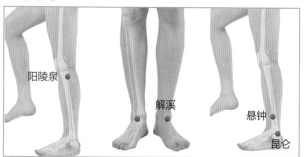

阳陵泉　解溪　悬钟　昆仑

按摩方法

1 揉按 ▶ **阳陵泉**

将右手拇指放在小腿外侧的阳陵泉穴上，揉按3~5分钟，以局部有酸胀感为宜。

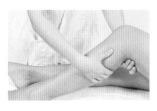

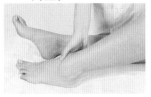

2 揉按 ▶ **悬钟**

将示指、中指并拢，指腹放在腿外侧的悬钟穴上，揉按3~5分钟，以局部有酸胀感为宜。

3 压揉 ▶ **解溪**

将拇指指腹放在解溪穴上，压揉60~100次，以穴位局部有酸胀感为宜。

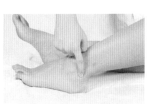

4 压按 ▶ **昆仑**

手指用力压按昆仑穴，以局部有酸胀痛感为宜，左右各压按5分钟。

▶ 静脉曲张常按捏

改善循环最关键

　　静脉曲张是一种常见疾病，主要表现为下肢表浅静脉像蚯蚓一样曲张，明显凸出皮肤，静脉曲张呈团状或结节状。

【选穴分析】本病主要由血瘀、血管弹性不佳及静脉瓣关闭不全或无力等所致。按摩腿部和血管曲张的部位，以及脚趾、足底等部位，可以疏通经络，促进血液循环，减轻充血和疼痛，预防病痛范围扩大，还能改善血液循环，降低新的静脉曲张发生的速率。

穴位定位

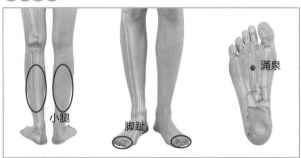

小腿　脚趾　涌泉

按摩方法

1 揉捏▶ **小腿**

小腿抬高，用拇指顺着血液回流的方向推拿，再捏住肌肉，揉捏1~3分钟。

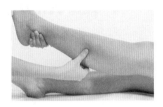

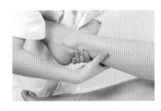

2 挟提▶ **小腿**

用手挟提皮肤，双手交替捻动，向前推进，手法稍重，以感到酸胀为度。

3 按捏▶ **脚趾**

用手指捏住患侧的5个脚趾，用力按捏30次，以局部有酸胀痛感为宜。

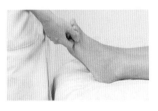

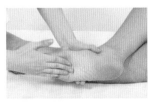

4 按压▶ **足底涌泉**

用手掌按压足底部，以涌泉穴为中心，双足可交替进行，每次按摩100次。

▶ 小腿抽筋马上消

按揉足部特效穴

腿抽筋是肌肉自发性的强直性收缩现象。小腿肌肉痉挛最为常见，它是由腓肠肌痉挛所引起，发作时有酸胀感或剧烈的疼痛感。

【选穴分析】在腿部有一些非常重要的穴位，它们可以帮助治疗腿抽筋，如委中、承山、阳陵泉、足三里等穴，这些穴位都分布在腿部的肌肉腠理中间，影响深层次的气血运行，所以刺激这些穴位能预防和治疗腿脚突然出现的抽筋症状。

穴位定位

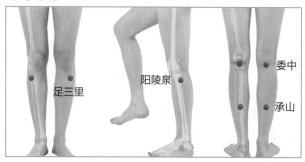

足三里　阳陵泉　委中　承山

按摩方法

1 揉按▶ **阳陵泉**
用右手拇指放在小腿外侧的阳陵泉穴上，揉按3~5分钟，以局部有酸痛感为宜。

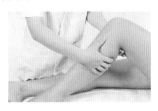

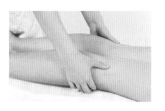

2 轻摩▶ **足三里**
搓热双手手心后，迅速覆盖在足三里穴上，轻摩50次，以穴位有热感为佳。

3 按揉▶ **委中**
将双手拇指放在两侧委中穴上，其余4指附于膝关节外侧，按揉60~100次。

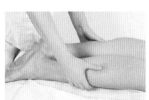

4 压揉▶ **承山**
将双手拇指放在两侧承山穴上，其余4指附于小腿外侧，压揉3分钟。

▶风湿性关节炎

按摩通络止疼痛

风湿性关节炎是一种急性或慢性结缔组织性炎症，多以急性发热及关节疼痛起病，好发于膝、踝、肩、肘、腕等大关节部位。

【选穴分析】本病多为人体卫气不足、风寒湿邪乘虚而入，气血经络不通、关节痹阻造成，因此可根据病变部位的不同，选择各个关节附近的穴位，如曲池、昆仑、外关穴；选择疏风散寒、通利关节、利湿止痛的穴位，如合谷穴、足三里穴。

穴位定位

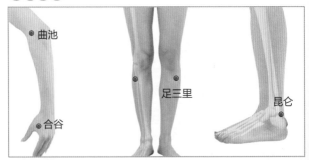

按摩方法

1 掐压▶ **合谷**

将拇指指尖按在合谷穴上，其余4指置于掌心，由轻渐重掐压穴位1分钟。

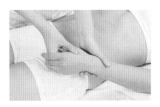

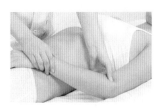

2 按压▶ **曲池**

用一只手轻握另一只手的肘下，弯曲拇指以指腹垂直按压曲池穴1~3分钟。

3 推按▶ **足三里**

双手同时用拇指指腹推按足三里穴1~3分钟，以穴位有酸胀及微痛感为宜。

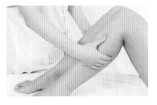

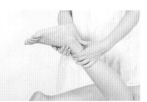

4 推按▶ **昆仑**

用拇指指腹推按昆仑穴1~3分钟，先左后右，以穴位局部有酸痛感为宜。

▶ 痛风找准特效穴

缓解疼痛且快乐

痛风又称"高尿酸血症"。本病症是由于人体体内嘌呤物质的新陈代谢出现紊乱，导致尿酸产生过多或排出减少所引起。

【选穴分析】中医学认为，外邪侵袭、脾胃虚弱、饮食不节是痛风发生的主要病因，治疗应以祛湿热、通经络为主。膻中穴、内关穴可理气止痛、生津增液；复溜穴可补肾益气；昆仑穴可安神清热、舒筋活络；太冲穴可疏肝养血、清利下焦。长期坚持按摩上述穴位可有效地缓解痛风引起的常见症状。

穴位定位

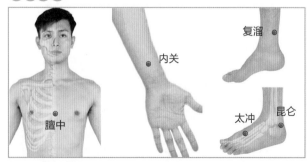

复溜

内关

膻中

太冲 昆仑

按摩方法

1 **按揉▸ 膻中**

将示指、中指、无名指并拢，3指指腹放在膻中穴上，按揉2~3分钟。

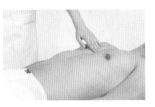

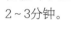

2 **揉按▸ 内关**

将拇指指腹放在内关穴上，其余4指附于手臂上，稍用力揉按3~5分钟。

3 **揉捏▸ 复溜**

将拇指与示指、中指相对成钳形，用力捏住复溜穴，揉捏数十次。

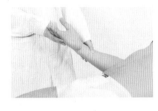

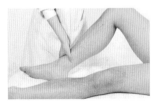

4 **捏揉▸ 昆仑、太冲**

用手指捏揉昆仑穴5分钟，然后用拇指指腹掐按太冲穴1分钟，有刺痛感为宜。

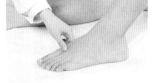

▶ 骨质疏松身上找药

穴位可补钙

骨质疏松是多种原因引起的一种骨病。骨组织有正常的钙化，钙盐与基质比例正常，以单位体积内骨组织量减少为主的代谢性骨病变。

【选穴分析】缺盆、云门、肩井、天宗等穴均位于骨关节部位，随着年龄的增长，骨质老化以及摄入的钙质不足等都会导致骨质疏松，刺激这些穴位可以畅通气血、疏通经络，改善骨质疏松症状。

穴位定位

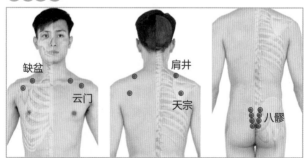

缺盆　云门　肩井　天宗　八髎

按摩方法

1 揉按▸ 缺盆、云门

用示指、中指指腹揉按缺盆穴2分钟。用示指、中指和无名指指腹揉按云门穴2分钟。

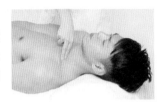

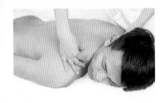

2 捏揉▸ 肩井

将双手拇指、示指、中指指腹放在肩井穴上，捏揉3分钟。

3 揉按▸ 天宗

将拇指指腹放在天宗穴上，其余4指握拳，稍用力揉按局部3分钟。

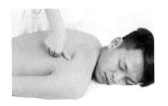

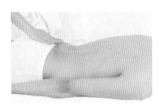

4 搓揉▸ 八髎

搓热手心，将手掌放在八髎穴上，用力搓揉3~5分钟。

附录 常见病症特效穴首字笔画索引

笔画	病症	特效穴
三画	小儿近视	睛明、四白、太阳
	口腔溃疡	合谷、足三里、内庭
	小腿抽筋	阳陵泉、委中、承山
	子宫脱垂	百会、中极、提托
四画	牙痛	下关、颊车、合谷
	风湿性关节炎	合谷、曲池、足三里
	支气管炎	中府、膻中、肺俞
	心律失常	后溪、内关、中冲
	风湿性心脏病	心俞、内关、大陵
	不育症	关元、三阴交、肾俞
	月经不调	命门、八髎、血海
五画	头痛	头维、印堂、列缺
	失眠	太阳、头维、百会
	打嗝	天突、膻中、翳风
六画	色斑	血海、三阴交、太冲
	耳鸣、耳聋	听宫、百会、肾俞

笔画	病症	特效穴
六画	网球肘	曲池、肘髎、手三里
	早泄	心俞、命门、涌泉
	阳痿	神阙、关元、肾俞
	阴囊潮湿	秩边、八髎、阴陵泉
	闭经	关元、血海、三阴交
	产后腹痛	命门、气海、三阴交
	产后缺乳	乳根、膻中、中脘
	产后尿潴留	气海、关元、阴陵泉
七画	坐骨神经痛	肾俞、承扶、委中
	低血压	百会、曲池、足三里
	尿道炎	肾俞、中极、阴陵泉
	尿潴留	关元、气海、足三里
	更年期综合征	神阙、肝俞、肾俞
	足踝疼痛	悬钟、解溪、昆仑
八画	肩周炎	肩髃、肩井、天宗
	贫血	膻中、中脘、血海
	空调病	百会、太阳、风池

笔画	病症	特效穴
八画	乳腺增生	膻中、乳根、期门
九画	美容养颜	太阳、颊车、颧髎
	神经衰弱	睛明、肩井、涌泉
	骨质疏松	内关、太渊、合谷
	冠心病	心俞、膻中、内关
	肺炎	膻中、中府、身柱
	胃痛	中脘、内关、足三里
	胃痉挛	梁丘、足三里、内关
	便秘	支沟、足三里、气海
	胆结石	期门、阳陵泉、太冲
	前列腺炎	水道、大肠俞、三阴交
	带下病	关元、三阴交、肾俞
十画	流鼻血	迎香、巨髎、上星
	哮喘	天突、列缺、曲池
	胸闷	期门、中府、膻中
	胸膜炎	彧中、膺窗、大包
	高血压	百会、曲池、涌泉
	高血脂	膻中、中脘、关元

笔画	病症	特效穴
十画	疲劳综合征	气海、合谷、足三里
	消化不良	中脘、气海、足三里
	脂肪肝	内关、肝炎穴、大椎
十一画	偏头痛	太阳、百会、风池
	脱发、白发	百会、玉枕、肾俞
	颈椎病	肩井、大椎、陶道
	痔疮	百会、中极、足三里
	脱肛	滑肉门、天枢、关元
	崩漏	气海、关元、三阴交
十二画	痤疮	印堂、太阳、颊车
	黑眼圈、眼袋	太阳、四白、三阴交
	落枕	风池、天柱、后溪
	痛风	膻中、内关、太冲
	遗精	神门、太溪、涌泉
	痛经	气海、肾俞、八髎
	强直性脊柱炎	夹脊、环跳、秩边

笔画	病症	特效穴
十三画	鼠标手	曲池、手三里、大陵
	感冒	风池、迎香、攒竹
	腹胀	建里、合谷、足三里
	腹泻	中脘、关元、天枢
	腰酸背痛	肾俞、腰阳关、大肠俞
	腰椎间盘突出	命门、环跳、委中
十四画及以上	鼻炎	迎香、上迎香、中府
	静脉曲张	小腿、脚趾、涌泉
	膀胱炎	中极、三焦俞、八髎
	慢性肾炎	合谷、涌泉、公孙
	慢性盆腔炎	关元、足三里、三阴交
	膝关节炎	阿是穴、犊鼻、委中
	糖尿病	脾俞、三焦俞、肾俞